Krankenpfleger

in der Neurochirurgie

Der vollständige Leitfaden

ALEXANDRE CAREWELL

Inhaltsverzeichnis

« *Neurochirurgie: medizinisches Fachgebiet, das sich mit der Chirurgie des Nervensystems befasst, einschließlich des Gehirns, des Rückenmarks und der peripheren Nerven.* »

Kapitel 1 :
EINFÜHRUNG IN DIE NEUROCHIRURGIE

Neurochirurgie :
Definition und Geschichte

Die Neurochirurgie, ein zarter Tanz zwischen Kunst und Wissenschaft, ist das medizinische Fachgebiet, das sich mit der Untersuchung, Diagnose, chirurgischen Behandlung und Prävention von Erkrankungen des Nervensystems befasst. Sie umfasst nicht nur das Gehirn und das Rückenmark, sondern auch die peripheren Nerven, die sich durch unseren Körper schlängeln und jede Sekunde eine Vielzahl von Informationen weiterleiten. Doch wie ist diese faszinierende Disziplin entstanden?

Die Reise der Neurochirurgie durch die Zeitalter führt uns weit zurück in die Vergangenheit, lange bevor der Begriff selbst formuliert wurde. Archäologische Beweise zeigen, dass Trepanationen, bei denen ein Teil des Schädels entfernt wird, schon vor mehr als 7000 Jahren durchgeführt wurden. Erstaunlicherweise folgten auf diese antiken Eingriffe manchmal Heilungszeichen, was darauf hindeutet, dass der Patient den Eingriff überlebt hatte. Die Gründe für diese Trepanationen sind nach wie vor umstritten: Waren sie rituell, therapeutisch oder vielleicht sogar beides?

Über die Jahrhunderte hinweg hielt das Interesse am Verständnis und an der Behandlung des Nervensystems an, obwohl der Fortschritt durch kulturelle und religiöse Tabus sowie durch die Grenzen der Technologie und des medizinischen Wissens behindert wurde. Erst in der Renaissance begannen die anatomischen Studien des Gehirns dank Pionieren wie Andreas Vesalius an Präzision zu gewinnen. Die Neurochirurgie als eigenständige

17

medizinische Disziplin entstand jedoch erst im 19. Jahrhundert mit dem Aufkommen sichererer chirurgischer Techniken und einem besseren Verständnis der Asepsis wirklich.

Im 20. Jahrhundert hat die Neurochirurgie rasante Fortschritte gemacht, insbesondere durch die Einführung bildgebender Verfahren wie Computertomografie und Kernspintomografie. Diese Hilfsmittel ermöglichten es den Chirurgen nicht nur, vor der Operation in das Gehirn "hineinzuschauen", sondern revolutionierten auch die Diagnose und Behandlung neurologischer Erkrankungen.

Die Reise der Neurochirurgie ist eine Ode an die menschliche Neugier und unser unaufhörliches Streben nach Verständnis. Von der Steinzeit bis zum digitalen Zeitalter spiegelt sie unseren Wunsch nach Heilung und unseren Respekt vor dem Organ wider, das mehr als jedes andere unsere Menschlichkeit definiert: das Gehirn. Heute, an der Schwelle zu einem neuen Zeitalter, das von technologischer Innovation und Forschung geprägt ist, verschiebt die Neurochirurgie weiterhin die Grenzen des Möglichen und verspricht Patienten auf der ganzen Welt eine noch hellere Zukunft.

Die Bedeutung des Krankenpflegers in der Abteilung für Neurochirurgie

Der Krankenpfleger in der Neurochirurgie ist weit mehr als nur ein Ausführer medizinischer Anweisungen: Er ist der zentrale Dreh- und Angelpunkt, der wachsame Wächter von Patienten, die sich oft in einem schwierigen oder gar kritischen Zustand befinden. Seine Präsenz, sein Fachwissen und seine Fähigkeit, schnell einzugreifen, sind in jeder Phase des neurochirurgischen Behandlungsverlaufs von grundlegender Bedeutung.

Der Krankenpfleger ist das Bindeglied zwischen dem Patienten, seiner Familie und dem medizinischen Team. Seine Rolle geht weit über die klinische Grundversorgung hinaus. Er beurteilt kontinuierlich den neurologischen Zustand des Patienten, interpretiert subtile Anzeichen einer Verschlechterung oder Verbesserung und passt die Pflege entsprechend an. Eine minimale Veränderung des Bewusstseins oder ein kleiner Unterschied in der Pupillenreaktion kann ein entscheidender Indikator für einen neurochirurgischen Patienten sein, und es ist der Krankenpfleger, der diese Veränderungen meist bemerkt.

Darüber hinaus ist der Krankenpfleger in der Neurochirurgie häufig mit Notfallsituationen konfrontiert, die ein schnelles und präzises Eingreifen erfordern. Ein Hirnödem, eine postoperative Blutung oder Komplikationen aufgrund eines erhöhten intrakraniellen Drucks können ohne Vorwarnung auftreten und machen die Fähigkeit des Krankenpflegers, effizient zu handeln, zu einer lebensnotwendigen Notwendigkeit.

Die Bedeutung des Krankenpflegers geht jedoch über die direkte Pflege des Patienten hinaus. Er spielt eine wesentliche Rolle bei der Aufklärung des Patienten und seiner Familie, indem er ihnen hilft, die Krankheit, das chirurgische Verfahren und den Genesungsprozess zu verstehen. Diese Kommunikation ist entscheidend für den Aufbau von Vertrauen, den Abbau von Ängsten und die Gewährleistung einer effektiven Zusammenarbeit während des gesamten Genesungsprozesses.

Die Pflegebeziehung beschränkt sich nicht auf die Zeit des Krankenhausaufenthalts. Der Krankenpfleger begleitet den Patienten auch beim Übergang in die häusliche Pflege oder in andere Strukturen und stellt sicher, dass die besonderen Bedürfnisse jedes Patienten antizipiert und erfüllt werden.
Kurzum, der Krankenpfleger in der Neurochirurgie ist eine unverzichtbare Figur, ein Pfeiler, auf dem der Erfolg der

gesamten Abteilung beruht. Sein fundiertes Wissen über die Besonderheiten der Neurochirurgie, kombiniert mit Einfühlungsvermögen und Kommunikationsfähigkeit, macht ihn zu einem Schlüsselakteur in der Patientenversorgung. In diesem chirurgischen Ballett, in dem jede Sekunde zählt und jede Entscheidung das Endergebnis beeinflussen kann, ist der Krankenpfleger nicht nur ein aufmerksamer Beobachter, sondern auch ein wichtiger Beteiligter, der sicherstellt, dass jeder Patient die bestmögliche Versorgung erhält.

Besondere Herausforderungen und Fragen der Fachrichtung

Die Neurochirurgie ist trotz ihrer phänomenalen Fortschritte nicht ohne Herausforderungen. Wie jedes sich entwickelnde medizinische Fachgebiet ist sie mit einer Reihe von Hindernissen und Herausforderungen konfrontiert, sowohl in technischer Hinsicht als auch in Bezug auf Beziehungen und ethische Aspekte.

Erstens: der technische Aspekt. Das Nervensystem, das aus dem Gehirn, dem Rückenmark und den peripheren Nerven besteht, ist atemberaubend komplex. Chirurgische Eingriffe in dieses empfindliche Geflecht aus Neuronen und Synapsen erfordern millimetergenaue Präzision. Winzige Fehler können zu irreversiblen Schäden führen, was jeden Eingriff spannend und furchterregend zugleich macht. Hinzu kommt die rasante technologische Entwicklung. Chirurgen und ihre Teams müssen sich ständig in neue Methoden und Werkzeuge einarbeiten und gleichzeitig mit den Auswirkungen dieser Innovationen umgehen.

Auf der Beziehungsebene befindet sich die Neurochirurgie oft an einem Scheideweg zwischen Hoffnung und Realität. Es ist eine schwierige Aufgabe, mit den Erwartungen der

Patienten und ihrer Familien umzugehen und gleichzeitig Optimismus und die Realität der Prognosen gegeneinander abzuwägen. Der Krankenpfleger in der Neurochirurgie muss oft die Rolle des emotionalen Unterstützers übernehmen, der die Familien durch Momente der Freude, aber auch der Verzweiflung begleitet.

Die Ethik wiederum spielt in dieser Disziplin eine entscheidende Rolle. In manchen Fällen müssen Entscheidungen darüber getroffen werden, ob eine Behandlung fortgesetzt werden soll, ob ein riskanter Eingriff durchgeführt werden soll oder wie mit Situationen am Lebensende umzugehen ist. Die Grenze zwischen Lebensverlängerung und Erhaltung der Lebensqualität ist oft fließend und erfordert von den Angehörigen der Gesundheitsberufe gründliche Überlegungen und eine offene Kommunikation mit den Patienten und ihren Familien.

Die wirtschaftlichen und sozialen Herausforderungen können nicht ignoriert werden. In vielen Teilen der Welt ist der Zugang zu qualitativ hochwertiger Neurochirurgie begrenzt und wird durch fehlende Ressourcen, Ausbildung oder Infrastruktur behindert. Diese Ungleichheiten zu verringern ist eine große Herausforderung, die internationale Zusammenarbeit und einen starken politischen Willen erfordert.

Schließlich steht die Neurochirurgie, wie jeder medizinische Bereich, vor der Notwendigkeit, die nächste Generation von Fachkräften auszubilden. Die Gewährleistung einer qualitativ hochwertigen Ausbildung unter Einbeziehung der technologischen Fortschritte und der zeitgenössischen ethischen Herausforderungen ist entscheidend, um die zukünftige Exzellenz des Fachgebiets zu gewährleisten.

Angesichts dieser Herausforderungen entwickelt sich die Neurochirurgie ständig weiter, passt sich an und überschreitet Grenzen. Jeden Tag stellen sich die

Fachleute auf diesem Gebiet mit Leidenschaft und Hingabe den Herausforderungen, die sich ihnen stellen, geleitet von ihrem unerschütterlichen Engagement für ihre Patienten.

Kapitel 2 :
ANATOMIE UND PHYSIOLOGIE
DES NERVENSYSTEMS

Die wichtigsten Strukturen :
Gehirn, Rückenmark, Nerven

Das zentrale Nervensystem, in dem sich die Essenz unseres Seins befindet, ist ein komplexes, fein abgestimmtes Orchester aus miteinander verbundenen Strukturen. Werfen wir einen genaueren Blick auf diese majestätischen Komponenten: das Gehirn, das Rückenmark und die Nerven.

1. Das Gehirn :
An der Spitze dieser Hierarchie steht das Gehirn, eine schwammartige Masse von etwa 1,4 Kilogramm, die Milliarden von Neuronen beherbergt. Es ist in mehrere unterschiedliche Regionen unterteilt, von denen jede ihre eigenen Verantwortlichkeiten hat:

Großhirnrinde: Die äußere Schicht des Gehirns, die für das Denken, die Wahrnehmung, die Sprachproduktion und das Sprachverständnis verantwortlich ist. Sie ist in Frontal-, Parietal-, Okzipital- und Temporallappen unterteilt.

Kleinhirn: Das Kleinhirn befindet sich unterhalb der Großhirnrinde und spielt eine wichtige Rolle bei der Koordination von Bewegungen und dem Gleichgewicht.

Hirnstamm: Er verbindet das Gehirn mit dem Rückenmark und steuert lebenswichtige Funktionen wie Atmung, Herzfrequenz und Verdauung.

Limbisches System: Besteht aus dem Hippocampus, der Amygdala und dem Hypothalamus und ist das

Zentrum für Emotionen, Gedächtnis und damit verbundene Verhaltensweisen.

2. Das Rückenmark :

Es kommt vom Hirnstamm herunter und wird von der Wirbelsäule geschützt. Dieses Nervenband überträgt Informationen zwischen dem Gehirn und dem Rest des Körpers. Sie besteht aus Neuronen und Nervenbahnen, die Signale nach oben zum Gehirn oder nach unten zu den Muskeln und anderen Organen weiterleiten.

3. Nerven :

Diese Bündel von Nervenfasern fungieren als Boten des Körpers. Sie transportieren Informationen zwischen dem Gehirn, dem Rückenmark und dem Rest des Körpers.

Hirnnerven: Zwölf Nervenpaare, die direkt vom Gehirn ausgehen und Funktionen wie Sehen, Hören, Riechen und Gesichtsbewegungen steuern.

Spinalnerven: Sie entspringen dem Rückenmark und leiten Informationen zwischen dem Rückenmark und dem Rest des Körpers weiter.

Periphere Nerven: Sie bilden das Netzwerk, das den Rest des Körpers mit den Spinal- und Hirnnerven verbindet. Sie sind für die Empfindungen und Bewegungen in den Gliedmaßen und anderen Teilen des Körpers verantwortlich.

Diese Strukturen bilden mit ihren komplexen Verbindungen ein unglaublich ausgeklügeltes Netzwerk, das fast alle Funktionen unseres Körpers steuert. Sie sind gleichzeitig robust und empfindlich, zu wunderbaren Leistungen fähig, aber auch anfällig für Verletzungen und Krankheiten. Aus diesem Grund ist die Neurochirurgie, die sich der Erhaltung und Wiederherstellung dieser Strukturen widmet, eine so wichtige und angesehene Disziplin.

Häufige Krankheiten und Beschwerden in der Neurochirurgie

Die Neurochirurgie widmet sich der chirurgischen Behandlung von Erkrankungen des Nervensystems. Die Krankheiten und Leiden, mit denen Neurochirurgen konfrontiert werden, sind vielfältig und reichen von Hirntumoren bis hin zu Wirbelsäulenerkrankungen. Lernen Sie einige der am häufigsten in der Neurochirurgie behandelten Krankheiten und Beschwerden kennen :

1. Hirntumore :
Diese abnormalen Zellansammlungen können gutartig oder bösartig sein. Ihre Lage, Größe und Art bestimmen die Symptome sowie die Art und Weise der Behandlung.

2. Zerebrale Aneurysmen :
Dabei handelt es sich um abnormale Erweiterungen der Blutgefäßwände im Gehirn, die bei einem Riss zu einer Gehirnblutung führen können.

3. Arteriovenöse Missbildungen (AVM) :
Das sind abnormale Verbindungen zwischen Arterien und Venen, hauptsächlich im Gehirn und im Rückenmark, die Blutungen oder epileptische Anfälle verursachen können.

4. Bandscheibenvorfälle :
Hierbei handelt es sich um die abnormale Verschiebung einer Bandscheibe, die Spinalnerven komprimieren kann, was zu Schmerzen, Schwäche oder Taubheit führt.

5. Spinalstenose :
Verengung des Spinalkanals, die das Rückenmark oder die Nerven komprimieren kann, was zu neurologischen Symptomen führt.

6. Schädel-Hirn-Trauma :
Verletzungen des Gehirns durch Aufprall oder Trauma, die von leicht bis schwer reichen können.

7. Hydrocephalus :

Abnormale Ansammlung von Liquor im oder um das Gehirn herum, die häufig das Anlegen eines Shunts erfordert, um die überschüssige Flüssigkeit abzuleiten.

8. Tumore des Rückenmarks :

Abnormale Massen, die sich im oder um das Rückenmark herum entwickeln.

9. Zerebrale Gefäßerkrankungen :

Sie umfassen verschiedene Erkrankungen wie Schlaganfälle oder Gefäßverschlüsse.

10. Epilepsie :

Neurologische Störung, bei der die elektrischen Aktivitäten im Gehirn abnormal werden und wiederholte Anfälle verursachen. Eine Operation kann in Betracht gezogen werden, wenn Medikamente nicht wirksam sind.

11. Degenerative Erkrankungen :

Wie die Parkinson- oder die Huntington-Krankheit, für die chirurgische Eingriffe wie die tiefe Hirnstimulation angeboten werden können.

12. Infektionen des Nervensystems :

Wie z. B. Hirnabszesse oder Empyeme, die möglicherweise einen chirurgischen Eingriff zur Drainage erfordern.

Diese Erkrankungen gehören zwar zu den häufigsten, stellen aber nur einen Bruchteil der Krankheiten dar, mit denen Neurochirurgen konfrontiert werden können. Jede bringt ihre eigenen Herausforderungen mit sich und erfordert eine individuelle Herangehensweise, was die Komplexität und die entscheidende Bedeutung der Neurochirurgie bei der Behandlung von Patienten verdeutlicht.

Die Funktionsweise des Nervensystems: von der Synapse zum Bewusstsein

Das Nervensystem ist ein komplexes Netzwerk, das fast alle Funktionen unseres Körpers orchestriert, vom unbewussten Herzschlag bis hin zur Kunst des tiefen Denkens. Um zu verstehen, wie wir von einer einfachen Verbindung zwischen zwei Zellen zur Fähigkeit gelangen, Bewusstsein zu erfahren, ist es unerlässlich, die Struktur und Funktionsweise des Nervensystems von der Synapse bis zur Phänomenologie des Bewusstseins selbst zu erforschen.

1. Die Synapse: Der erste Schritt der neuronalen Kommunikation

Im Herzen des Nervensystems befinden sich die Neuronen, spezialisierte Zellen, die elektrische und chemische Informationen übertragen. Wenn ein Neuron aktiviert wird, sendet es ein elektrisches Signal entlang seines Axons bis zu seinen Endigungen, wo es mit dem nächsten Neuron kommunizieren muss. Dieser Kommunikationspunkt wird Synapse genannt. Hier werden chemische Substanzen, die Neurotransmitter, in den synaptischen Spalt freigesetzt, wo sie sich an spezifische Rezeptoren auf dem benachbarten Neuron binden und dessen Aktivierung bewirken oder hemmen.

2. Neuronale Schaltkreise: Der synchronisierte Tanz der Neuronen

Milliarden dieser Synapsen bilden riesige neuronale Netzwerke. Diese neuronalen Schaltkreise ermöglichen es, Informationen aus verschiedenen Quellen zu integrieren, zu verarbeiten und an andere Bereiche des Gehirns oder des Körpers weiterzuleiten. Beispielsweise kann eine einfache Berührung der Haut einen Schaltkreis aktivieren, der Informationen an das Gehirn sendet, das daraufhin mit der Erzeugung eines Gefühls und möglicherweise einer Bewegung als Reaktion reagiert.

3. Hirnregionen: Die Orchestratoren der Funktion

Das menschliche Gehirn besteht aus vielen spezialisierten Regionen, die jeweils eine eigene Rolle spielen. Der visuelle Kortex verarbeitet visuelle Informationen, während der auditive Kortex auditive Informationen verarbeitet. Andere Bereiche, wie der präfrontale Cortex, sind am abstrakten Denken, Planen und Entscheiden beteiligt.

4. Das Bewusstsein: Das Geheimnis der subjektiven Erfahrung

Das Bewusstsein ist eines der großen Rätsel der Neurowissenschaft. Wie erzeugen diese elektrischen und chemischen Schaltkreise die subjektive Erfahrung, das Gefühl, "man selbst" zu sein? Es gibt viele Theorien, von der Vorstellung, dass das Bewusstsein aus der Komplexität neuronaler Verbindungen hervorgeht, bis hin zu eher philosophischen Perspektiven über die Natur der Existenz. Was wir wissen, ist, dass bestimmte Gehirnregionen, insbesondere der präfrontale Kortex, eine Schlüsselrolle beim Bewusstsein zu spielen scheinen.

5. Vom Bewusstsein zur Kognition: Die Entstehung des Denkens

Bewusstsein bleibt nicht bei der bloßen Erfahrung stehen. Es bildet die Grundlage für unsere kognitiven Fähigkeiten: Denken, Erinnern, Lernen, Emotionen. Diese Prozesse sind das Ergebnis von Gehirnregionen, die in dynamischen Netzwerken interagieren, ständig Informationen austauschen und sich je nach Bedarf und Stimulus anpassen.

Die Reise vom Signal einer Synapse zum Reichtum des menschlichen Bewusstseins ist ein komplexes Ballett aus elektrischen, chemischen und verbindenden Aktivitäten. Dieser fein orchestrierte neuronale Tanz ist das Herzstück dessen, was es bedeutet, ein Mensch zu sein, und verbindet Biologie mit Erfahrung, Materie mit Geist.

Kapitel 3 :
DIE VORBEREITUNG DES PATIENTEN FÜR DIE CHIRURGIE

Präoperative Bewertung und umfassende Untersuchung

Vor jedem chirurgischen Eingriff, insbesondere in einem so sensiblen Bereich wie der Neurochirurgie, ist eine gründliche präoperative Beurteilung zwingend erforderlich. Ziel dieser Beurteilung ist es, den allgemeinen Zustand des Patienten zu verstehen, mögliche Risiken im Zusammenhang mit der Operation zu erkennen und den bevorstehenden chirurgischen Eingriff bestmöglich vorzubereiten. Lassen Sie uns einen genaueren Blick auf die Schritte und Bestandteile dieser präoperativen Beurteilung werfen.

1. Medizinische Anamnese :
Der erste Schritt besteht darin, eine vollständige Krankengeschichte des Patienten zu sammeln, einschließlich :
- Frühere Erkrankungen
- Frühere chirurgische Eingriffe
- Aktuelle medikamentöse Behandlungen und Allergien
- Lebensgewohnheiten (Tabak, Alkohol, Drogen, körperliche Aktivität usw.)

2. Klinische Untersuchung :
Es ist entscheidend, den neurologischen Zustand des Patienten mithilfe verschiedener Tests zu beurteilen:
- Motorische und sensorische Tests
- Bewertung von Reflexen
- Gleichgewichts- und Koordinationstests
- Bewertung der kognitiven Funktionen

3. Zusätzliche Untersuchungen :

Je nachdem, welche Pathologie vermutet wird oder bekannt ist, werden verschiedene Untersuchungen durchgeführt:

Medizinische Bildgebung: MRT (Magnetresonanztomografie), Gehirnscans, Angiografie zur Darstellung von Gefäßen usw.

Elektrophysiologische Studien: EEG (Elektroenzephalogramm) zur Messung der elektrischen Aktivität des Gehirns, EMG (Elektromyogramm) zur Untersuchung der Muskelaktivität etc.

Blutbilanzen: Hier werden u. a. die Nieren- und Leberfunktion, die Elektrolytwerte und die Blutgerinnung beurteilt.

4. Spezialisierte Konsultationen :

Je nach der Pathologie oder den Komorbiditäten des Patienten können Konsultationen mit anderen Fachärzten erforderlich sein :

Kardiologe

Pneumologe

Endokrinologe

Anästhesist/in zur Bewertung von Anästhesierisiken

5. Psychologische Bewertung :

Angesichts der invasiven Natur der neurologischen Chirurgie ist es oft hilfreich, die psychische Gesundheit des Patienten, seine Erwartungen an die Operation und seine Fähigkeit, mit prä- und postoperativem Stress umzugehen, zu beurteilen.

6. Präoperative Vorbereitung :

Nach einer umfassenden Bestandsaufnahme werden präoperative Maßnahmen ergriffen:

Anpassung der Medikamente

Anleitung zum Fasten

Informationen über die Risiken und Vorteile der Intervention

Informierte Zustimmung des Patienten

Diese umfassende präoperative Beurteilung stellt sicher, dass jeder Patient mit der größtmöglichen Sorgfalt behandelt wird. Dadurch werden die mit dem Eingriff verbundenen Risiken verringert und gleichzeitig die Chancen auf ein günstiges Operationsergebnis maximiert.

Psychologische Vorbereitung des Patienten und seiner Familie

Angesichts eines neurochirurgischen Eingriffs können die Emotionen besonders intensiv sein, nicht nur für den Patienten selbst, sondern auch für seine Familie. Die psychologische Vorbereitung ist dann von entscheidender Bedeutung, um sicherzustellen, dass alle Beteiligten der Situation mit Gelassenheit und Verständnis begegnen. Sie kann den Heilungsprozess, die Patientenzufriedenheit und die Zusammenarbeit mit dem medizinischen Team positiv beeinflussen. Hier sind die wichtigsten Schritte, um einen Patienten und seine Familie mental auf einen neurochirurgischen Eingriff vorzubereiten.

1. Klare und transparente Informationen :
Es ist von größter Wichtigkeit, den Patienten und seine Familie umfassend zu informieren über :
- Die Art der Krankheit oder Verletzung
- Der Ablauf der Intervention
- Die damit verbundenen Risiken und Vorteile
- Antizipierte postoperative Nachwirkungen

2. Räume zum Zuhören und Ausdrücken :
Es können Sitzungen mit einem Psychologen oder Psychiater angeboten werden, in denen der Patient und seine Angehörigen ihre Ängste, Zweifel und Hoffnungen zum Ausdruck bringen können.

3. Selbsthilfegruppen :
Es kann hilfreich sein, den Patienten oder seine Familie mit Selbsthilfegruppen oder anderen Patienten in Kontakt zu

bringen, die ähnliche Eingriffe hinter sich haben. Dieser Austausch ermöglicht es, Erfahrungen **und Ratschläge zu** teilen **und das Gefühl der Isolation zu durchbrechen.**

4. Entspannungstechniken :

Methoden wie Meditation, tiefes Atmen, Visualisierung oder Musik können helfen, die Angst vor der Operation zu verringern.

5. Vorbereitung auf den Krankenhausaufenthalt :

Es ist wichtig, den Patienten mit der Krankenhausumgebung vertraut zu machen und ihm die verschiedenen Phasen seines Aufenthalts von der Aufnahme bis zur Entlassung zu erklären.

6. Einbeziehung der Familie :

Die Familie spielt eine entscheidende Rolle bei der emotionalen Unterstützung. Sie zu beruhigen und aktiv in den Pflegeprozess einzubeziehen, kann das Sicherheitsgefühl des Patienten stärken.

7. Diskussionen über praktische Aspekte :

Das Besprechen logistischer Fragen (Dauer des Krankenhausaufenthalts, Rekonvaleszenz, mögliche Rehabilitation usw.) kann die Angst verringern, indem die bevorstehenden Schritte geklärt werden.

8. Informierte Zustimmung :

Stellen Sie sicher, dass der Patient den Eingriff und seine Auswirkungen vollständig versteht und seine Zustimmung auf informierte und freiwillige Weise erteilt.

9. Postoperative Nachsorge :

Die psychologische Vorbereitung endet nicht mit der Operation. Eine regelmäßige Nachsorge mit psychologischer Unterstützung nach der Operation kann helfen, mit Stress, möglichen Komplikationen und den mit der Rekonvaleszenz verbundenen Emotionen umzugehen.

Eine sorgfältige psychologische Vorbereitung ist ein wesentliches Element, um die chirurgischen Ergebnisse zu optimieren und das geistige und emotionale Wohlbefinden des Patienten und seiner Familie zu gewährleisten. Die

Chirurgie, insbesondere im Bereich der Neurochirurgie, ist nicht nur ein technischer Akt: Sie bezieht den ganzen Menschen mit ein, in seiner körperlichen, emotionalen und sozialen Dimension.

Die entscheidende Rolle des Krankenpflegers in der präoperativen Phase

Die präoperative Phase ist ein wesentlicher Abschnitt in der chirurgischen Laufbahn eines Patienten, da sie die Grundlage für einen erfolgreichen Eingriff und eine ruhige Rekonvaleszenz schafft. Der Krankenpfleger spielt in dieser Phase eine zentrale Rolle und ist das Bindeglied zwischen dem Patienten, der Familie und dem Ärzteteam. Lassen Sie uns diese multidimensionale Verantwortung des Krankenpflegers in der Neurochirurgie während der präoperativen Phase näher betrachten.

1. Aufklärung und Information des Patienten :
Der Krankenpfleger übernimmt die therapeutische Erziehung des Patienten und stellt sicher, dass dieser die Art seiner Erkrankung, den Ablauf des Eingriffs, die damit verbundenen Risiken und die zu erwartenden postoperativen Folgen versteht. Diese Informationsvermittlung wird an das Verständnisniveau des jeweiligen Patienten angepasst.

2. Klinische Bewertung :
Vor dem Eingriff führt der Krankenpfleger eine klinische Bewertung des Patienten durch und sammelt Daten über seinen Gesundheitszustand, seine medizinische und chirurgische Vorgeschichte, seine aktuellen Behandlungen und alle anderen relevanten Informationen, die den Verlauf der Operation beeinflussen könnten.

3. Koordination mit dem medizinischen Team :

Der Krankenpfleger ist oft der erste Kontaktpunkt zwischen dem Patienten und dem medizinischen Team. Er stellt die Verbindung her, leitet relevante Informationen an Ärzte, Anästhesisten und Chirurgen weiter und stellt sicher, dass alle notwendigen Beurteilungen durchgeführt werden.

4. Emotionale Vorbereitung des Patienten :

Neben der rein klinischen Dimension hat der Krankenpfleger auch ein offenes Ohr für die Sorgen und Emotionen des Patienten, bietet psychologische Unterstützung und stellt Ressourcen zur Verfügung, die dem Patienten helfen, mit dem präoperativen Stress umzugehen.

5. Verwaltung der logistischen Aspekte :

Der Krankenpfleger organisiert und koordiniert die verschiedenen präoperativen Untersuchungen, sorgt dafür, dass der Patient bei Bedarf nüchtern ist, bereitet die für den Eingriff erforderlichen Materialien und Geräte vor und stellt sicher, dass alle präoperativen Anweisungen eingehalten werden.

6. Vermeidung von Komplikationen :

Aufgrund ihrer Fachkenntnisse sind Krankenpfleger in der Lage, Risikopatienten zu identifizieren und vorbeugende Maßnahmen wie Infektionsprophylaxe oder den Umgang mit blutverdünnenden Medikamenten einzuleiten.

7. Informierte Zustimmung :

Der Krankenpfleger vergewissert sich, dass der Patient alle Auswirkungen des Eingriffs verstanden hat und in voller Kenntnis der Sachlage seine Einwilligung gegeben hat.

8. Unterstützung der Familie :

Der Krankenpfleger ist auch eine Ressource für die Familie, indem er Informationen anbietet, Fragen beantwortet und Bedenken zerstreut.

Die Rolle des Krankenpflegers in der präoperativen Phase ist von entscheidender Bedeutung, da sie klinische, erzieherische, emotionale und logistische Dimensionen umfasst. Sie ist der Garant für eine optimale Vorbereitung des Patienten, sowohl in physischer als auch in psychologischer Hinsicht, und sorgt so für die besten Voraussetzungen für einen erfolgreichen Eingriff.

Kapitel 4 :
HÄUFIGE CHIRURGISCHE VERFAHREN IN DER NEUROCHIRURGIE

Kraniotomie :
Techniken, Indikationen und Herausforderungen

Die Kraniotomie ist ein chirurgischer Eingriff, bei dem der Schädel geöffnet wird, um Zugang zum Gehirn zu erhalten. Sie wird häufig in der Neurochirurgie zur Behandlung einer Vielzahl von Erkrankungen durchgeführt. In diesem Zusammenhang wollen wir uns mit der Kraniotomie, ihren Techniken, Indikationen und den damit verbundenen Herausforderungen befassen.

1. Kraniotomie-Techniken :

Standardkraniotomie: Bei dieser Technik wird ein Hautschnitt an der Kopfhaut vorgenommen, die Muskelschichten zurückgeschoben und mit einer Spezialsäge ein Stück Schädelknochen, die sogenannte Knochenklappe, entfernt. Nach Abschluss des Eingriffs wird die Knochenklappe wieder eingesetzt und fixiert.

Endoskopische Kraniotomie: Hierbei wird ein Endoskop verwendet, das ist ein dünner Schlauch mit einer Kamera, der durch eine kleine Öffnung in den Schädel eingeführt wird. Dadurch können Bereiche des Gehirns erreicht werden, die mit einer Standard-Kraniotomie nur schwer zugänglich sind.

Stereotaxie: Dies ist eine Technik, bei der medizinische Bilder verwendet werden, um chirurgische Instrumente durch eine kleine Öffnung präzise zu einem bestimmten Ziel im Gehirn zu führen.

2. Indikationen für eine Kraniotomie :

Hirntumore: Um gutartige oder bösartige Tumore zu exzidieren.

Hirnblutungen: Um ein Hämatom auszuräumen oder eine Blutung zu stoppen.

Gefäßverletzungen: Zur Behandlung von Aneurysmen oder arteriovenösen Missbildungen.

Kopfverletzungen: Zur Linderung von intrakraniellem Druck oder zur Reparatur eines Schädelbruchs.

Epilepsie: In einigen Fällen, um den Bereich des Gehirns zu entfernen, der für die Anfälle verantwortlich ist.

Implantation von Elektroden: Für die tiefe Hirnstimulation bei Zuständen wie der Parkinson-Krankheit.

3. Mit der Kraniotomie verbundene Herausforderungen :

Präzisierung: Das Gehirn ist ein komplexes und empfindliches Organ. Jede ungenaue Bewegung kann irreversible Folgen haben.

Sicherheit: Es ist entscheidend, das Gehirn vor potenziellen Schäden wie Infektionen, Blutungen oder Verletzungen zu schützen.

Dauer der Operation: Kraniotomien können langwierig sein, was eine anhaltende Konzentration des Operationsteams erfordert und Herausforderungen in Bezug auf die Anästhesie mit sich bringt.

Kommunikation: Bei einigen Kraniotomien kann der Patient wach sein, um die wesentlichen Funktionen des Gehirns zu erhalten. Dies erfordert eine hervorragende Kommunikation zwischen dem Chirurgen, dem Krankenpfleger, dem Anästhesisten und dem Patienten.

Rehabilitation: Die Zeit nach der Operation kann eine intensive Rehabilitation erfordern, insbesondere wenn funktionelle Bereiche des Gehirns betroffen sind.

Die Kraniotomie ist ein großer Eingriff, der ein bemerkenswertes chirurgisches Fachwissen und Teamkoordination erfordert. Während sich die Techniken und Technologien weiterentwickeln, bleibt die Kraniotomie ein Eckpfeiler der Neurochirurgie und bietet vielen Patienten mit Hirnkrankheiten Hoffnung.

Wirbelsäulenchirurgie : der Zwischenwirbelscheibe an der Fusion

Die Wirbelsäulenchirurgie ist ein Teilbereich der Neurochirurgie und der orthopädischen Chirurgie, der sich mit Erkrankungen und Verletzungen der Wirbelsäule befasst. Diese Eingriffe können von einer einfachen Diskektomie bis hin zu komplexeren Verfahren wie der Wirbelsäulenfusion reichen. Lassen Sie uns in diese faszinierende Erkundung eintauchen, von der Basis der Bandscheibe bis hin zu Fusionsverfahren.

1. Die Bandscheibe: Anatomie und Funktion
Die Bandscheibe befindet sich zwischen jedem Wirbel und dient als Stoßdämpfer, der die Beweglichkeit der Wirbelsäule ermöglicht und gleichzeitig die Wirbel vor Stößen schützt. Sie besteht aus einem zentralen Nucleus pulposus, der vom Anulus fibrosus, einer steiferen Struktur, umgeben ist.

2. Häufige Erkrankungen in Verbindung mit der Bandscheibe :
Bandscheibenvorfall: Wenn der Nucleus pulposus durch den Anulus fibrosus vorsteht, kann er die Nervenwurzeln oder das Rückenmark komprimieren

und Schmerzen und neurologische Funktionsstörungen verursachen.

Bandscheibendegeneration: Mit zunehmendem Alter oder aufgrund wiederholter Belastung kann sich die Bandscheibe abnutzen, an Höhe und Elastizität verlieren, was zu Schmerzen und Instabilität führen kann.

3. Häufige Eingriffe an der Bandscheibe :

Diskektomie: Bei der **Diskektomie** wird die Bandscheibe, die Druck auf die Nerven oder das Rückenmark ausübt, ganz oder teilweise entfernt. Sie kann offen oder mithilfe endoskopischer Instrumente durchgeführt werden.

Mikrodiskektomie: Eine minimalinvasive Form der Diskektomie, bei der ein Mikroskop zur Visualisierung des Operationsfeldes verwendet wird.

4. Vertebrale Fusion :
Wenn die Instabilität oder Pathologie der Wirbelsäule es erfordert, können zwei benachbarte Wirbel zu einer festen Einheit verschmolzen werden. Bei diesem Verfahren werden Knochentransplantate, Platten, Schrauben und Stäbe verwendet, um die Wirbelsäule zu fixieren, während sich der Knochen verfestigt.

Anteriore Fusion der Halswirbelsäule (ACDF) : Bei diesem Verfahren wird die Wirbelsäule von vorne (anteriore Seite) angegangen, um die beschädigte Bandscheibe zu entfernen und die Wirbel zu verschmelzen.

Posterior Fusion (PLIF oder TLIF): Von hinten angenähert, wird diese Methode häufig für die Lendensegmente der Wirbelsäule verwendet.

5. Herausforderungen und Fortschritte :
Operationen an der Wirbelsäule sind zwar wirksam, aber auch mit Risiken verbunden. Zu den Komplikationen

können Infektionen, Blutungen, Nervenverletzungen oder eine Nichtverschmelzung (Pseudoarthrose) gehören. Technologische Fortschritte wie die roboterassistierte Chirurgie, die chirurgische Navigation und innovative Biomaterialien ebnen jedoch den Weg für sicherere und effizientere Eingriffe.

Die Wirbelsäulenchirurgie ist ein komplexes, sich ständig weiterentwickelndes Gebiet, das Kunst und Wissenschaft miteinander verbindet, um die Funktion wiederherzustellen, Schmerzen zu lindern und die Lebensqualität der Patienten zu verbessern. Von einfachen Verfahren an der Bandscheibe bis hin zu ausgeklügelten Fusionen erfordert jeder Eingriff eine sorgfältige Planung, chirurgisches Fachwissen und eine strenge postoperative Betreuung.

Endovaskuläre Verfahren : eine weniger invasive Alternative

Die Welt der Neurochirurgie wurde durch das Aufkommen endovaskulärer Verfahren revolutioniert, die eine weniger invasive Alternative zur herkömmlichen offenen Chirurgie bei der Behandlung von Gefäßerkrankungen des Gehirns bieten. Diese Eingriffe, die innerhalb der Gefäße durchgeführt werden, nutzen die natürlichen Zugangswege des Körpers und ermöglichen die Behandlung von Zuständen, die früher große Schnitte und längere Genesungszeiten erforderten. Lassen Sie uns einen genaueren Blick auf diese innovativen Eingriffe werfen.

1. Was ist ein endovaskuläres Verfahren?
Der endovaskuläre Zugang erfolgt über die Blutgefäße. Mithilfe von Echtzeit-Bildgebungsverfahren wie der Fluoroskopie führt der Chirurg Katheter, Führungsdrähte und andere Spezialinstrumente durch einen kleinen

Einschnitt, oft in der Leiste, ein und leitet sie zur Behandlungsstelle im Gehirn oder in der Wirbelsäule.

2. Vorteile endovaskulärer Verfahren :

Weniger invasiv: Vermeidet große Einschnitte und minimiert die Schädigung des umliegenden Gewebes.

Schnellere Genesung : Die Patienten können das Krankenhaus oft früher verlassen und schneller zu ihren normalen Aktivitäten zurückkehren.

Weniger Schmerzen nach der Operation: Die weniger invasive Art des Verfahrens reduziert oft Schmerzen und den Bedarf an Medikamenten.

Möglichkeit der Behandlung von Patienten, die für eine offene Operation nicht in Frage kommen.

3. Häufige Anwendungen :

Zerebrale Aneurysmen: Spiralen oder Coils können in ein Aneurysma gelegt werden, um die Gerinnung zu fördern und eine Ruptur zu verhindern.

Arteriovenöse Missbildungen (AVM): Injektion eines embolisierenden Mittels, um die AVM zu verschließen.

Karotisstenose: Einsatz von Stents, um die verengten Arterien offen zu halten.

Mechanische Thrombektomie: Bei einem Schlaganfall kann ein spezielles Gerät verwendet werden, um ein Gerinnsel zu entfernen, das ein Hirngefäß blockiert.

4. Einschränkungen und Herausforderungen :

Fachliche Kompetenz: Endovaskuläre Verfahren erfordern eine spezielle Ausbildung und Geschicklichkeit.

Damit verbundene Risiken: Obwohl selten, können Komplikationen allergische Reaktionen auf das Kontrastmittel, Blutungen, Infektionen oder Gefäßverletzungen umfassen.

Zugänglichkeit: Nicht alle Pathologien sind zugänglich oder endovaskulär behandelbar.

5. Die Zukunft der endovaskulären Verfahren :

Mit der Entwicklung neuer Technologien, dünnerer und flexiblerer Instrumente und fortschrittlicher biomedizinischer Materialien wird das Feld der endovaskulären Eingriffe ständig erweitert. Die Forschung wird fortgesetzt, um die Sicherheit, die Wirksamkeit und den Umfang der verfügbaren Behandlungen zu verbessern.

Endovaskuläre Verfahren stellen eine Revolution in der Behandlung von neurologischen Gefäßerkrankungen dar. Sie bieten eine weniger invasive Option, senken die Morbidität und beschleunigen die Genesung, wodurch sich die Situation für viele Patienten weltweit ändert.

Kapitel 5 :
DER KRANKENPFLEGER
IM OPERATIONSSAAL

Vorbereitung des Materials
und Medizinprodukte

In der Neurochirurgie ist die sorgfältige Vorbereitung des Materials und der medizinischen Geräte von größter Bedeutung, um nicht nur die Wirksamkeit des Eingriffs, sondern auch die Sicherheit des Patienten zu gewährleisten. Vom sterilen Öffnen der Verpackungen bis zur Kontrolle der chirurgischen Instrumente erfordert jeder Schritt höchste Präzision und umfassende Kenntnisse der Geräte. Vertiefen wir diesen wichtigen Prozess.

1. Bedarfsermittlung :
Vor jedem Eingriff ist es entscheidend, die Art der Operation und die spezifischen Anforderungen an die Ausrüstung zu verstehen. Dies erfordert oft eine enge Kommunikation zwischen dem Chirurgen, dem Krankenpfleger und dem OP-Personal.

2. Zusammenstellung der Materialien :
   Checkliste: Eine umfassende Liste der benötigten Instrumente, Geräte und Verbrauchsmaterialien wird vorbereitet und validiert.
   OP-Set: Für bestimmte Verfahren sind zahlreiche vormontierte Sets erhältlich, die sicherstellen, dass alle wichtigen Instrumente vorhanden sind.
   Spezialausrüstung: Einige Ausrüstungsgegenstände wie Operationsmikroskope, Navigationsgeräte oder Ultraschallsauger erfordern möglicherweise eine besondere Vorbereitung.

3. Sterilisation :

Reinigung: Alle Instrumente werden zunächst gründlich von Ablagerungen und Verunreinigungen gereinigt.

Autoklavieren**:** Eine Maschine, die Autoklav genannt wird, verwendet Dampf unter Druck, um Instrumente zu sterilisieren.

Sterilitätskontrolle: Biologische und chemische Indikatoren werden verwendet, um die Sterilität nach dem Autoklavieren zu gewährleisten.

4. Vorbereitung auf dem Operationsfeld :

Sterile Umgebung: Der Operationssaal wird sorgfältig vorbereitet, um eine sterile Umgebung aufrechtzuerhalten, einschließlich des Tragens von OP-Kleidung, Masken, Kopfbedeckungen und Handschuhen.

Organisation der Instrumente : Der Krankenpfleger organisiert die Instrumente auf dem Tisch in logischer Weise, wobei er die Bedürfnisse des Chirurgen während des Eingriffs vorwegnimmt.

5. Wartung und Qualitätskontrolle :

Regelmäßige Überprüfung: Die Instrumente werden regelmäßig auf Anzeichen von Verschleiß, Korrosion oder Fehlfunktionen überprüft.

Wartung der Geräte : Elektronische Geräte und medizinische Geräte werden regelmäßig überprüft, um ihre Funktionsfähigkeit zu gewährleisten.

6. Verwaltung von Verbrauchsmaterialien :

Bestandsverfolgung: Es wird eine regelmäßige Inventur der Materialien durchgeführt, um die Verfügbarkeit wichtiger Verbrauchsmaterialien zu gewährleisten.

Umgang mit abgelaufenen Produkten : Produkte mit einem Verfallsdatum werden überwacht und gemäß den Richtlinien entsorgt.

7. Weiterbildung :

Da sich die Medizintechnik rasant weiterentwickelt, ist es von entscheidender Bedeutung, dass das Personal in den neuesten Instrumenten, Geräten und Techniken geschult wird. Workshops, Vorführungen und formelle Schulungen sorgen dafür, dass das Team immer auf dem neuesten Stand ist.

Die Vorbereitung von Materialien und Medizinprodukten in der Neurochirurgie ist eine Kunst, die Gründlichkeit, Liebe zum Detail und ständige Weiterbildung erfordert. Jedes Instrument, jedes Gerät hat eine bestimmte Funktion, die bei richtiger Anwendung den Unterschied zwischen Erfolg und Misserfolg eines Verfahrens ausmachen kann. Die Verantwortung liegt auf den Schultern des OP-Teams, das mit seiner Hingabe und seinem Fachwissen eine optimale Patientenversorgung sicherstellt.

Kommunikation mit dem Neurochirurgen : ein perfekt orchestriertes Ballett

Mitten im Operationssaal spielt sich ein stiller Tanz ab. In diesem Raum, in dem jede Millisekunde zählt und in dem es auf Präzision ankommt, ist die Kommunikation zwischen dem Krankenpfleger und dem Neurochirurgen von entscheidender Bedeutung. Es ist eine Beziehung, die auf gegenseitigem Vertrauen, vorausschauendem Handeln und einem tiefen Verständnis für die Komplexität der Neurochirurgie beruht. Es ist ein Ballett, bei dem jeder Schritt, jede Geste perfekt orchestriert sein muss, um die Sicherheit und den Erfolg des Eingriffs zu gewährleisten.

1. Gegenseitiges Vertrauen :
Die Grundlage jeder erfolgreichen Zusammenarbeit zwischen einem Neurochirurgen und einem Krankenpfleger ist Vertrauen. Dieses Vertrauen baut auf jahrelanger Erfahrung, gemeinsamer Ausbildung und vielen gemeinsam im OP verbrachten Stunden auf.

2. Antizipation von Bedürfnissen :
Kenntnis des Verfahrens: Der Krankenpfleger muss über umfassende Kenntnisse des Verfahrens verfügen, das durchgeführt werden soll. Dies ermöglicht es ihr, vorauszusehen, welche Instrumente und Materialien der Chirurg bei jedem Schritt benötigt.
Aktives Zuhören: Auch ohne Worte geben die Gesten, der Blick und die Körperhaltung des Chirurgen dem Krankenpfleger Hinweise auf die unmittelbaren Bedürfnisse.

3. Kurze und klare Kommunikation :
Gemeinsame Terminologie: Die Verwendung einer standardisierten medizinischen und chirurgischen Terminologie hilft, Missverständnisse zu vermeiden.
Konstantes Feedback : Auf jede Anfrage oder Frage folgt sofort eine Antwort, wodurch sichergestellt wird, dass beide Seiten stets synchronisiert sind.

4. Sensibilisierung für Nuancen :
Reaktionsfähigkeit: Während einer Operation können unerwartete Situationen eintreten. Der Krankenpfleger muss in der Lage sein, schnell zu reagieren, indem er das richtige Werkzeug bereitstellt oder den Chirurgen in geeigneter Weise unterstützt.
Raumbewusstsein: Im Operationssaal ist der Raum kostbar. Der Krankenpfleger muss sich ständig seiner eigenen Position und der des Chirurgen bewusst sein, um Störungen zu vermeiden.

46

5. Postoperative Nachbesprechung :
Nach jedem Eingriff ist es von Vorteil, wenn der Neurochirurg und der Krankenpfleger darüber sprechen, was gut gelaufen ist und wo Verbesserungspotenzial besteht. Dies stärkt die Zusammenarbeit und gewährleistet eine kontinuierliche Verbesserung.

6. Weiterbildung und gemeinsame Workshops :
Die gemeinsame Teilnahme an Fortbildungen und Workshops hilft dem Krankenpfleger und dem Neurochirurgen, sich über die neuesten Techniken und Innovationen auf dem Laufenden zu halten, und stärkt ihre Zusammenarbeit.

7. Gegenseitiger Respekt :
Über die verbale oder nonverbale Kommunikation hinaus ist gegenseitiger Respekt von grundlegender Bedeutung. Jedes Teammitglied hat eine entscheidende Rolle zu spielen, und die Anerkennung des Beitrags jedes Einzelnen ist für eine erfolgreiche Zusammenarbeit unerlässlich.

Die Kommunikation zwischen Krankenpfleger und Neurochirurg ist eine delikate Kunst, eine sorgfältig orchestrierte Choreographie, die sich bei guter Ausführung in einen harmonischen Tanz verwandelt, bei dem jede Bewegung fließend ist, jeder Wunsch vorausgesehen wird und jede Handlung perfekt synchronisiert ist. Es ist dieses Maß an Zusammenarbeit und gegenseitigem Verständnis, das die besten Ergebnisse für den Patienten und den Erfolg jedes Eingriffs garantiert.

Während des Eingriffs für die Sicherheit und das Wohlbefinden des Patienten sorgen

In der Neurochirurgie ist die Fehlerquote minimal. Jeder Eingriff ist eine komplexe Herausforderung, die nicht nur technisches Fachwissen erfordert, sondern auch ein hohes Maß an Aufmerksamkeit für die Sicherheit und das Wohlergehen des Patienten. Diese Verantwortung liegt nicht nur beim Neurochirurgen, sondern auch beim gesamten medizinischen Team, insbesondere beim Krankenpfleger. Nähern wir uns dieser entscheidenden Rolle, einem wahren Schutzschild für den Patienten, mitten im Geschehen.

1. Die Vorbereitung: ein entscheidender Schritt
   - **Identitätsprüfung:** Bevor Sie beginnen, ist es unerlässlich, die Identität des Patienten, das geplante Verfahren und die Operationsstelle zu bestätigen.
   - **Überwachungsausrüstung:** Der Krankenpfleger stellt sicher, dass alle Überwachungsgeräte (EKG, Pulsoximetrie, Blutdruckmessgerät) vorhanden sind und ordnungsgemäß funktionieren.
2. Ständige Überwachung :
   - **Überwachung der Vitalzeichen:** Der Krankenpfleger überwacht ständig die Vitalzeichen des Patienten und achtet auf Unregelmäßigkeiten oder Anzeichen von Instabilität.
   - **Alarm bei Anomalien:** Jede Veränderung der Vitalsignale, der Sauerstoffversorgung oder der neurologischen Reaktion wird dem Chirurgen und dem Anästhesisten sofort mitgeteilt.
3. Schmerzmanagement :
   - **Verabreichung von Schmerzmitteln:** Je nach Anweisung des Anästhesisten kann der

Krankenpfleger Schmerzmittel verabreichen, um das Wohlbefinden des Patienten zu gewährleisten.

- **Überwachung von Nebenwirkungen:** Die Reaktion des Patienten auf die Medikamente wird genau überwacht, um unerwünschte Nebenwirkungen zu verhindern.

4. Vermeidung von Komplikationen :

- **Positionierung des Patienten :** Der Krankenpfleger achtet darauf, dass der Patient optimal gelagert wird, um Hautverletzungen, Nervenkompressionen oder andere Komplikationen zu vermeiden.

- **Vorbeugung von Infektionen :** Die Verwendung eines sterilen Abdecktuchs, die Einhaltung aseptischer Protokolle und die Überwachung der Inzision sind Schlüsselschritte zur Minimierung des Infektionsrisikos.

5. Kommunikation mit dem Team :

- **Übermittlung von Informationen :** Der Krankenpfleger spielt eine zentrale Rolle bei der Kommunikation zwischen dem Chirurgen, dem Anästhesisten und den anderen Mitgliedern des medizinischen Teams.

- **Emotionale Unterstützung:** In manchen Fällen kann der Krankenpfleger auch eine emotionale Unterstützung für den Patienten sein, insbesondere wenn dieser während eines Teils des Verfahrens bei Bewusstsein ist.

6. Vorbereitung auf die postoperative Phase :

- Vorbereitete **Ausrüstung:** Vor dem Ende des Eingriffs bereitet der Krankenpfleger alle Materialien vor, die für die sofortige Genesung des Patienten erforderlich sind, z. B. Atemhilfsgeräte oder Medikamente.

Der Krankenpfleger ist während des gesamten neurochirurgischen Eingriffs der stille Schutzengel des Patienten. Er sorgt dafür, dass jeder Aspekt der Sicherheit und des Wohlbefindens des Patienten berücksichtigt wird, und garantiert so ein möglichst sicheres und angenehmes Operationserlebnis. Diese Aufgabe erfordert eine Kombination aus technischen Fähigkeiten, Liebe zum Detail und echtem Einfühlungsvermögen für jeden einzelnen Patienten.

Kapitel 6 :
POSTOPERATIVE PFLEGE

Überwachung der Vitalzeichen und mögliche Komplikationen

Die Überwachung der Vitalzeichen während eines neurochirurgischen Eingriffs ist keine passive Aufgabe. Es ist ein aktives und ständiges Bestreben, Probleme, die das Leben des Patienten gefährden könnten, zu antizipieren und zu verhindern. Für den Krankenpfleger bedeutet dies, nicht nur Bildschirme zu überwachen, sondern auch ein tiefes Verständnis für den Patienten, seinen Zustand und mögliche Komplikationen, die auftreten können, zu haben.

1. Vitalzeichen verstehen :

   Herzschlag: Ein deutlicher Anstieg oder Abfall kann auf Stress, Blutungen oder eine medikamentöse Nebenwirkung hinweisen.

   Blutdruck: Ein niedriger Blutdruck kann auf eine Blutung hindeuten, während ein hoher Blutdruck auf eine Reaktion auf Stress oder Schmerzen hindeuten kann.

   Atmung: Veränderungen im Atemrhythmus können auf eine Notlage oder eine Blockierung der Atemwege hinweisen.

   Temperatur: Eine Unter- oder Übertemperatur kann sich auf den Gehirnstoffwechsel und den Blutfluss auswirken.

   Sauerstoffsättigung: Ein Abfall der Sauerstoffsättigung kann auf eine Hypoxie hindeuten, die das Gehirn und andere lebenswichtige Organe gefährdet.

51

2. Erkennen von neurologischen Komplikationen :

Veränderungen des Bewusstseins: Plötzliche Schläfrigkeit, Unruhe oder Krämpfe können auf eine Hirnverletzung oder eine andere Komplikation hinweisen.

Pupillenreaktionen: Erweiterte oder nicht reagierende Pupillen können auf einen erhöhten intrakraniellen Druck oder eine Hirnschädigung hinweisen.

Abnormale Bewegungen: Zittern, Spasmen oder Lähmungen können auf eine Nervenschädigung oder andere Komplikationen hindeuten.

3. Herz-Kreislauf-Komplikationen vorbeugen :

Embolie: Eine sorgfältige Überwachung auf Anzeichen einer Embolie, wie Brustschmerzen oder Atemnot, ist entscheidend.

Herzstillstand: Das schnelle Erkennen und Eingreifen bei einem Herzstillstand kann den Unterschied zwischen Leben und Tod ausmachen.

4. Überwachung des Wundzustands :

Blutung: Eine übermäßige Blutung kann auf innere Blutungen oder ein Gerinnungsproblem hinweisen.

Anzeichen einer Infektion: Eine Rötung, Schwellung oder das Austreten einer abnormalen Flüssigkeit sollten sofort gemeldet werden.

5. Postoperative Komplikationen :

Hirnödem: Die Schwellung des Gehirns kann lebenswichtige Strukturen komprimieren und den intrakraniellen Druck erhöhen.

Liquorfisteln: Wenn klare Flüssigkeit aus der Wunde austritt, könnte dies auf eine Fistel hindeuten.

6. Kommunikation mit dem Team :

Anomalien melden: Jede Veränderung der Vitalzeichen oder andere verdächtige Anzeichen müssen dem medizinischen Team sofort gemeldet werden.

Genaue Dokumentation: Das Führen detaillierter Aufzeichnungen ermöglicht es, die Entwicklung des Patienten zu verfolgen und Komplikationen zu antizipieren.

Die Überwachung von Vitalzeichen und potenziellen Komplikationen in der Neurochirurgie ist eine anspruchsvolle Aufgabe, die Wachsamkeit, Fachwissen und Reaktionsfähigkeit erfordert. Der Krankenpfleger muss nicht nur mit medizinischen Kenntnissen, sondern auch mit einer geschärften Intuition ausgestattet sein und stets nach den kleinsten Anzeichen von Notlagen oder Komplikationen Ausschau halten. Diese Rolle ist von entscheidender Bedeutung, um für jeden Patienten das bestmögliche Ergebnis zu gewährleisten.

Schmerzmanagement : von der Pharmakologie zur Praxis

Schmerzen, die oft als subjektive und unangenehme Erfahrung beschrieben werden, sind in der Neurochirurgie ein wichtiges Thema. Sein angemessenes Management fördert nicht nur eine schnellere Genesung, sondern verbessert auch die Lebensqualität der Patienten. Für den Krankenpfleger in der Neurochirurgie ist das Verständnis der Schmerzmechanismen, der pharmakologischen Optionen und der optimalen Pflegepraktiken von entscheidender Bedeutung.

1. Verständnis von Schmerz :
  Schmerzmechanismen: Verständnis der Unterschiede zwischen nozizeptivem, neuropathischem und entzündlichem Schmerz.
  Schmerzbewertung: Verwendung von Schmerzskalen, Verhaltensbeobachtungen und Patientenfeedback für eine genaue Bewertung.

2. Pharmakologische Optionen :

Nicht-opioide Analgetika: Paracetamol, NSAR (nicht-steroidale **Antirheumatika**) und ihre Rolle bei der Linderung mäßiger Schmerzen.

Opioide: Morphin, Oxycodon, Fentanyl und andere: Verstehen Sie ihre Wirkmechanismen, Indikationen und potenziellen Nebenwirkungen.

Adjuvantien: Medikamente wie trizyklische Antidepressiva, Antiepileptika und Muskelrelaxantien, die zur Behandlung von neuropathischen Schmerzen oder zur Steigerung der Wirksamkeit von Schmerzmitteln eingesetzt werden.

3. Techniken der Verwaltung :

Verabreichungswege: Oral, intravenös, epidural, intramuskulär und andere.

Pumpen für patientenkontrollierte Analgesie (PCA): Wie sie funktionieren, Indikationen, Vorteile und Herausforderungen.

4. Nicht-pharmakologische Praktiken :

Physikalische Therapien: Wie Wärme, Kälte, Massagen, transkutane elektrische Stimulation (TENS).

Psychologische Interventionen: Entspannungstechniken, Meditation, kognitive Verhaltenstherapien.

Ergänzende Ansätze: Akupunktur, Aromatherapie, Musiktherapie.

5. Überwachung und Bewertung :

Nebenwirkungen: Erkennen und Behandeln von häufigen Nebenwirkungen von Schmerzmitteln.

Regelmäßige Neubewertung: Sorgen Sie für eine regelmäßige Bewertung der Schmerzen, um die Behandlung entsprechend anzupassen.

Suchtprävention: Erkennen von Anzeichen einer potenziellen Abhängigkeit, vor allem bei der Verwendung von Opioiden, und vorbeugende Maßnahmen.

6. Kommunikation und Bildung :

Patientenaufklärung: Informieren Sie den Patienten über Medikamente, deren Wirkung und wie man zu Hause effektiv mit Schmerzen umgeht.

Kommunikation mit dem medizinischen Team: Austausch von Informationen über das Schmerzniveau des Patienten, die verabreichten Medikamente und die beobachteten Wirkungen.

7. Ethik und Schmerzbehandlung :

Informierte Zustimmung: Sicherstellen, dass der Patient die mit der Behandlung verbundenen Vorteile und Risiken versteht.

Patientenrechte: Anerkennung des Grundrechts des Patienten auf angemessene Schmerzlinderung.

Die Schmerzbehandlung in der Neurochirurgie ist eine Kombination aus Kunst und Wissenschaft. Es erfordert ein tiefes Verständnis der Schmerzmechanismen, eine umfassende Kenntnis der verfügbaren pharmakologischen Optionen sowie einen ganzheitlichen und individualisierten Ansatz für jeden Patienten. Der Krankenpfleger spielt bei dieser Behandlung eine zentrale Rolle und fungiert als Bindeglied zwischen dem Patienten, dem Schmerz und dem medizinischen Team.

Die entscheidende Rolle des Krankenpflegers in Rehabilitation und Unterstützung des Patienten

Die Zeit nach der Operation ist eine entscheidende Phase, die nicht nur von der körperlichen Erholung, sondern auch von der psychologischen Erholung geprägt ist. Rehabilitation ist der Prozess, durch den der Patient seine Selbstständigkeit und Lebensqualität wiedererlangt. Der

Krankenpfleger wird über seine klinischen Fähigkeiten hinaus zu einer wesentlichen Stütze beim Wiederaufbau des Patienten und führt ihn durch jede Phase der Genesung.

1. Postoperative Bewertung :

   Klinischer Zustand: Überwachung der Vitalzeichen, der Operationswunde und Früherkennung von Komplikationen.

   Schmerzbewertung: Gewährleistung eines optimalen Komforts bei gleichzeitiger Vermeidung einer übermäßigen Medikation.

2. Frühe Mobilisierung :

   Ermutigung zur Aktivität: Dem Patienten helfen, grundlegende Bewegungen wieder aufzunehmen, die für die Vermeidung von Komplikationen wie Thrombosen oder postoperativer Lungenentzündung entscheidend sind.

   Physikalische Therapie: Erleichtern Sie in Zusammenarbeit mit Physiotherapeuten geeignete Übungen, um die Muskeln zu stärken und die Koordination zu verbessern.

3. Psychologische Unterstützung :

   Aktives Zuhören: Dem Patienten die Möglichkeit geben, seine Befürchtungen, Ängste und Hoffnungen zu äußern.

   Information: Erklären Sie dem Patienten den Verlauf seiner Rehabilitation, die erwarteten Fortschritte und die nächsten Schritte.

   Stressbewältigung: Bieten Sie Entspannungstechniken, Meditation oder Gruppentherapien an.

4. Bildung und Autonomie :

   Schulung in alltäglichen Handlungen : Bringen Sie dem Patienten bei, wie er mit seiner Wunde, seinen Medikamenten oder anderen notwendigen Pflegemaßnahmen umgehen kann.

Förderung des Selbstmanagements: Ermutigung des Patienten, die Verantwortung für seine Gesundheit zu übernehmen und Anzeichen für eine Besserung oder Komplikationen zu erkennen.

5. Soziale und familiäre Wiedereingliederung :

Familienberatung: Helfen Sie der Familie, den Heilungsprozess und die Bedürfnisse des Patienten zu verstehen.

Verweis auf Selbsthilfegruppen: Förderung des Austauschs mit anderen Patienten, die ähnliche Erfahrungen gemacht haben.

Planung der Rückkehr nach Hause: Sicherstellen, dass die Umgebung des Patienten seinen Bedürfnissen und dem Grad seiner Autonomie entspricht.

6. Planung der medizinischen Betreuung :

Termine nach der Operation: Organisieren Sie regelmäßige Konsultationen mit dem Neurochirurgen oder anderen Spezialisten.

Koordination mit anderen Gesundheitsfachkräften: Arbeiten Sie eng mit Physiotherapeuten, Ergotherapeuten und Sozialarbeitern zusammen.

7. Gesundheitsförderung und Prävention :

Tipps zum Lebensstil: Fördern Sie eine gesunde Ernährung, regelmäßige körperliche Aktivität und die Aufgabe des Rauchens.

Aufklärung über Warnzeichen: Informieren Sie den Patienten über die Symptome, auf die er achten muss, und über die Bedeutung einer regelmäßigen ärztlichen Kontrolle.

Der Krankenpfleger spielt eine facettenreiche Rolle in der post-neurochirurgischen Rehabilitation. Er ist nicht nur der Garant für die klinische Versorgung, sondern auch ein Begleiter, Erzieher und wertvoller Verbündeter für den Patienten und seine Familie. Auf der Reise von der Rekonvaleszenz zur vollständigen Genesung ist der

Krankenpfleger oft der Kompass, der den Patienten führt, ihn beruhigt und ihm bei jedem Schritt beisteht.

Kapitel 7 :
EMOTIONALE HERAUSFORDERUNGEN
UND PSYCHOLOGISCHEN

Mit Hoffnungen umgehen
und Ängste der Patienten

Das Navigieren in den stürmischen Gewässern der Neurochirurgie ist nicht nur eine physische, sondern auch eine emotionale Herausforderung für die Patienten. Sie befinden sich oft in einem Strudel von Emotionen, hin- und hergerissen zwischen der Hoffnung auf ein besseres Leben nach dem Eingriff und der Angst vor Komplikationen oder gar einem unbekannten Ergebnis. In diesem Zusammenhang positioniert sich der Krankenpfleger wie ein Leuchtturm, der den Weg beleuchtet und die inneren Stürme besänftigt.

Die Hoffnungen der Patienten zu verstehen, bedeutet, ihr Wesen zu berühren, ihre Träume von einem Leben ohne Schmerzen, von wiedererlangter Mobilität oder einfach von besseren Tagen. Diese Hoffnungen sind manchmal der Treibstoff, der sie antreibt, weiterzumachen, riskante Verfahren zu akzeptieren oder anstrengende Therapien durchzustehen. Manchmal können diese Hoffnungen jedoch auch übertrieben sein, auf unrealistischen Erwartungen oder anekdotischen Berichten beruhen. Der Krankenpfleger muss diese Hoffnungen lenken, sie modulieren, ohne sie zu zerstören. Es handelt sich um einen schwierigen Tanz zwischen Mitgefühl, objektiver Information und Unterstützung.

Gleichzeitig sind die Ängste ebenso real und lauern im Verborgenen. Die Angst vor dem Unbekannten, vor

Veränderungen oder sogar vor dem Verlust eines Teils von sich selbst. Diese Ängste sind zwar natürlich, können aber den Heilungsprozess behindern, Stress verursachen oder sogar dazu führen, dass ein Patient auf eine potenziell lebensrettende Behandlung verzichtet. In solchen Momenten nimmt der Krankenpfleger die Rolle eines Beschützers ein, der diese Ängste durch Zuhören, Aufklärung und Rückversicherung abbaut. Es geht nicht darum, diese Ängste zu minimieren, sondern darum, ihnen gemeinsam zu begegnen, gewappnet mit Wissen und Verständnis.

In dieser komplexen Mischung aus Hoffnung und Angst baut der Krankenpfleger eine einzigartige Beziehung zu jedem Patienten auf. Eine Beziehung, die auf Vertrauen, Transparenz und Wohlwollen beruht. Jeden Tag ist er stiller Zeuge der geflüsterten Träume und anvertrauten Sorgen. Und jeden Tag bemüht er sich, eine Brücke zwischen diesen beiden Welten zu bauen, indem er die Hoffnung der Realität näher bringt und gleichzeitig die Schatten der Angst vertreibt.

Mit den Hoffnungen und Ängsten der Patienten umzugehen, ist nicht nur eine einfache Aufgabe, es ist eine Kunst, eine Verantwortung, eine Ehre. Und durch diese unerschütterliche Hingabe wird der Krankenpfleger oft zum Hüter der Seelen, zum Lichtbringer in den dunkelsten Momenten der Neurochirurgie.

Familien unterstützen in schwierigen Zeiten

Wenn eine Krankheit zuschlägt, trifft sie nicht nur den Patienten, sondern erzeugt auch Schockwellen, die sich in der ganzen Familie ausbreiten. Die Angehörigen, die oft hilflos und emotional überwältigt sind, sehen sich mit einer

Realität konfrontiert, die sie sich nie vorgestellt hatten. In diesen dunklen Stunden übernimmt der Krankenpfleger eine Rolle, die weit über die des Pflegers hinausgeht: Er wird zum Unterstützer, zum Führer und manchmal sogar zum Zufluchtsort für diese zerrissenen Familien.

Ein Krankenhaus mit seinen sterilen Gängen und fahlen Lichtern kann ein einschüchternder Ort sein. Jedes Piepsen eines Monitors, jede leise Diskussion zwischen medizinischem Fachpersonal kann bei Angehörigen wachsende Ängste auslösen. Hier kommt der Krankenpfleger ins Spiel, der nicht nur klare und transparente Informationen bietet, sondern auch ein offenes Ohr, das zuhört, beruhigt und tröstet.

Jede Familie ist einzigartig und hat ihren eigenen Satz an Werten, Überzeugungen und Bedürfnissen. Manche suchen nach genauen medizinischen Details, andere brauchen einfach nur einen Raum zum Weinen, und wieder andere suchen nach Hoffnung, selbst nach der kleinsten. Diese Bedürfnisse zu erkennen, bedeutet, tief in das Herz des Menschseins einzutauchen, Verletzlichkeit wahrzunehmen und mit Mitgefühl darauf zu reagieren.

Die Unterstützung beschränkt sich nicht nur auf die Zeit, die man im Krankenhaus verbringt. Der Krankenpfleger begleitet die Familie auch bei der Rückkehr nach Hause, wenn sich der Patient und seine Angehörigen an eine neue Normalität gewöhnen müssen. Er hilft ihnen, sich im Labyrinth der postoperativen Pflege zurechtzufinden, spricht mit ihnen über ihre nächtlichen Sorgen und verweist sie an Ressourcen und Selbsthilfegruppen.

Schwere Zeiten sind auch Momente großer Intimität. Momente, in denen ein Elternteil am Bett eines schlafenden Patienten sitzt und seine tiefsten Ängste anvertraut, ein Ehepartner zwischen zwei Schluchzern seine Dankbarkeit zum Ausdruck bringt, ein Kind mit Tränen in den Augen

Fragen stellt, auf die selbst Erwachsene keine Antworten haben. In diesen zerbrechlichen Momenten bietet der Krankenpfleger mehr als nur klinische Fähigkeiten; er bietet seine Menschlichkeit.

Familien in schwierigen Zeiten zu unterstützen bedeutet, anzuerkennen, dass Heilung nicht nur den Körper betrifft, sondern auch Geist, Seele und Herz einschließt. Es ist ein feinfühliger Tanz zwischen Wissenschaft und Einfühlungsvermögen, bei dem der Krankenpfleger Hand in Hand mit der Familie einen Weg der Hoffnung durch die Dunkelheit bahnt.

Die Resilienz des Krankenpflegers : Burnout vorbeugen

Die Welt der Krankenhäuser mit ihrem hektischen Tempo und den ständigen Anforderungen ist eine Welt für sich. Inmitten dieses Getümmels bewegt sich der Krankenpfleger, der zwischen den Bedürfnissen der Patienten, den medizinischen Anforderungen und den oft intensiven Emotionen, die die Krankenhausflure durchziehen, jongliert. Angesichts dieser täglichen Herausforderungen wird die Widerstandsfähigkeit des Krankenpflegers auf die Probe gestellt, und am Horizont lauert die Gefahr des Burnouts.

Burnout ist ein schleichender Prozess. Oft beginnt er mit einfachen Anzeichen: einer nicht nachlassenden Müdigkeit, einer zunehmenden Reizbarkeit und einem Gefühl der Entfremdung. Wenn diese Anzeichen jedoch ignoriert werden, können sie sich verschlimmern und zu Desillusionierung, verminderten beruflichen Fähigkeiten und schließlich zu einem emotionalen und körperlichen Zusammenbruch führen.

Aber wie kann ein Krankenpfleger angesichts dieser allgegenwärtigen Herausforderungen seine Resilienz kultivieren? Zunächst einmal geht es darum, die Bedeutung der Selbstfürsorge zu erkennen. Ja, der Krankenpfleger ist eine Stütze für seine Patienten und Kollegen, aber ebenso entscheidend ist es, dass er sich Zeit für sich selbst nimmt. Dies kann sich in regelmäßigen Pausen, Meditations- oder Entspannungsphasen, Hobbys oder Aktivitäten, die ihn außerhalb seiner Arbeit begeistern, äußern.

Auch die Kommunikation ist von entscheidender Bedeutung. Über seine Gefühle zu sprechen und seine Erfahrungen mit Kollegen oder Angehörigen zu teilen, kann eine Perspektive und Erleichterung bieten. Außerdem ist es entscheidend, die eigenen Grenzen zu erkennen und sich Hilfe zu holen, wenn es nötig ist. Niemand ist eine Insel, und die gegenseitige Unterstützung innerhalb des medizinischen Teams ist oft der Schlüssel zur Überwindung der schwierigsten Zeiten.

Schließlich können kontinuierliche Weiterbildung und Aktualisierung der Fähigkeiten ein Gefühl der Beherrschung und Leistung vermitteln und so das Selbstvertrauen des Krankenpflegers stärken.

Resilienz ist, ebenso wie Burnout, kein starrer Zustand, sondern vielmehr ein Kontinuum. In jeder Phase hat der Krankenpfleger die Wahl: Er kann sich von den Wellen der Anforderungen und Emotionen überrollen lassen oder lernen, sie zu surfen, sie zu beherrschen und so seine Widerstandsfähigkeit gegen künftige Stürme zu stärken.

Angesichts des Burnouts ist die Resilienz des Krankenpflegers kein Luxus, sondern eine Notwendigkeit. Sie ist der Schutzschild, der vor den Angriffen des Alltags schützt und es dem Krankenpfleger ermöglicht, weiterhin die qualitativ hochwertige Pflege zu leisten, die seine

Patienten benötigen, und gleichzeitig sein eigenes Wohlbefinden zu bewahren.

Kapitel 8 :
TEAMARBEIT IN DER NEUROCHIRURGIE

Die Interaktion mit anderen medizinischen und chirurgischen Fachgebieten

Die Welt der Neurochirurgie mit ihrer inhärenten Komplexität kann nicht isoliert existieren. Sie bewegt sich in einem dynamischen Netzwerk aus medizinischen und chirurgischen Fachbereichen, die ein Netz aus Fachkenntnissen bilden, die zusammen eine umfassende und optimale Behandlung des Patienten gewährleisten. Der Krankenpfleger spielt in diesem multidisziplinären Ballett eine wichtige Rolle als Bindeglied, das für eine reibungslose und kohärente Interaktion zwischen den verschiedenen Akteuren sorgt.

Nehmen Sie zum Beispiel einen Patienten, der an einem Hirntumor leidet. Neben dem neurochirurgischen Team könnten noch mehrere andere Fachrichtungen beteiligt sein: Onkologen zur Beurteilung und Behandlung des krebsartigen Aspekts des Tumors, Radiologen für diagnostische Bilder, Neurologen zur Beurteilung der neurologischen Funktionen oder Physiotherapeuten für die postoperative Rehabilitation. In diesem Konglomerat von Fachkenntnissen positioniert sich der Krankenpfleger als Bezugspunkt für den Patienten, indem er die Kommunikation zwischen diesen verschiedenen Abteilungen erleichtert.

Die Interaktionen beschränken sich nicht nur auf den medizinischen Aspekt. Der Krankenpfleger spielt auch eine entscheidende Rolle bei der Koordination mit anderen

Abteilungen des Krankenhauses, wie z. B. der Apotheke, der Ernährungsabteilung oder der Psychologie. Die besonderen Bedürfnisse eines jeden Patienten zu verstehen und zu wissen, an welchen Experten er sich wann wenden muss, ist eine Kunst, die der Krankenpfleger mit Bravour beherrscht.

Darüber hinaus ist die Beziehung zu anderen Fachgebieten nicht nur reaktiv, sondern auch proaktiv. Der Krankenpfleger in der Neurochirurgie nimmt regelmäßig an multidisziplinären Treffen, Seminaren und Workshops teil. Dieser Austausch ermöglicht es ihm, sich über die neuesten Entwicklungen in anderen Bereichen zu informieren, sein Wissen zu vertiefen und solide berufliche Beziehungen aufzubauen.

Die Fähigkeit des Krankenpflegers, effektiv mit anderen Fachbereichen zu interagieren, kommt nicht nur dem Patienten zugute. Sie stärkt auch den Ruf und die Qualität der Pflege, die die neurochirurgische Abteilung anbietet. Jede erfolgreiche Interaktion, jede Brücke, die zwischen den Disziplinen gebaut wird, ist ein weiterer Schritt auf dem Weg zu medizinischer Spitzenleistung.

Daher ist neben technischen Fähigkeiten und Mitgefühl die Kunst der Interaktion einer der Schlüssel zum Erfolg des Krankenpflegers in der Neurochirurgie. In diesem komplexen medizinischen Schachbrett wird er zum Architekten der integrierten Versorgung, der dafür sorgt, dass jedes Teil seinen Platz findet und der Patient immer im Mittelpunkt steht.

Effektive Kommunikation
mit Anästhesisten, Radiologen
und andere Gesundheitsfachkräfte

Die Neurochirurgie ist naturgemäß eine Disziplin, die millimetergenaue Präzision, fehlerfreies Timing und eine beispiellose interdisziplinäre Koordination erfordert. Es ist ein Bereich, in dem die Fehlerquote auf ein Minimum reduziert ist. Im Zentrum dieses medizinischen Tanzes steht der Krankenpfleger, der oft die Rolle des Dirigenten übernimmt und dafür sorgt, dass alle Angehörigen der Gesundheitsberufe ihre Partitur harmonisch spielen. Daher ist eine effektive Kommunikation zwischen dem Krankenpfleger und den anderen Gesundheitsfachkräften, insbesondere Anästhesisten und Radiologen, von entscheidender Bedeutung.

Der Anästhesist ist z. B. bei neurochirurgischen Eingriffen ein entscheidender Verbündeter. Lange bevor das erste Skalpell die Haut berührt, arbeitet der Krankenpfleger eng mit dem Anästhesisten zusammen, um den Patienten vorzubereiten. Dabei geht es darum, die besonderen Bedürfnisse in Bezug auf die Anästhesie zu verstehen, mögliche Risiken zu antizipieren und sich über die Besonderheiten des bevorstehenden Eingriffs auszutauschen. Der Krankenpfleger bringt aufgrund seiner Nähe zum Patienten wesentliche Informationen über dessen emotionalen Zustand, Vorgeschichte und Erwartungen mit, die es dem Anästhesisten ermöglichen, seine Vorgehensweise individuell anzupassen.

Radiologen ihrerseits sind die Augen, die das Unsichtbare sichtbar machen. Die Bilder, die sie liefern, sind oft der Wegweiser, der den Chirurgen durch das Labyrinth des Nervensystems führt. Der Krankenpfleger unterstützt diese Zusammenarbeit, indem er sicherstellt, dass der Patient gut auf die verschiedenen bildgebenden Verfahren vorbereitet ist, indem er die Bedenken des Chirurgen an den Radiologen weiterleitet und indem er sicherstellt, dass die erstellten Bilder den spezifischen Anforderungen des Eingriffs entsprechen.

Kommunikation beschränkt sich jedoch nicht nur auf den verbalen Austausch. Es geht auch darum, die Sprache anderer Disziplinen zu verstehen, Zeichen, Gesten und Mimik richtig zu deuten. Der Krankenpfleger muss die Fähigkeit zum aktiven Zuhören besitzen, die Sensibilität, das wahrzunehmen, was nicht immer laut ausgesprochen wird, aber ebenso wichtig ist.

Auch andere Gesundheitsberufe, seien es Physiotherapeuten, Ernährungswissenschaftler, Psychologen oder Sozialarbeiter, sind Partner, mit denen der Krankenpfleger täglich interagieren muss. Der Erfolg dieser Zusammenarbeit beruht auf gegenseitigem Respekt, Vertrauen und vor allem auf der Anerkennung des Wertes jedes Berufsstandes.

Kommunikation ist letztlich nicht einfach nur eine Fertigkeit; es ist eine Kunst. Und in der Welt der Neurochirurgie, in der jeder Moment zählt und jedes Detail wichtig ist, zeichnet sich der Krankenpfleger als Kommunikationskünstler aus, der Brücken zwischen den Disziplinen baut, die Pflege aufeinander abstimmt und dafür sorgt, dass der Patient die bestmögliche, koordinierte und ganzheitliche Behandlung erhält.

Die Rolle der Techniker, Pflegehelfer und andere Mitglieder des Unterstützungspersonals

Innerhalb des medizinischen Ökosystems kann die Neurochirurgie, obwohl sie ein äußerst präzises Gebiet ist, nicht isoliert funktionieren. Die Effizienz und der Erfolg einer neurochirurgischen Abteilung beruhen auf Synergien, einem empfindlichen Gleichgewicht zwischen verschiedenen Fachleuten. Während Chirurgen, Anästhesisten und Krankenpfleger oft als die Hauptakteure angesehen werden, ist die Rolle von Technikern, Pflegehelfern und anderen unterstützenden Mitarbeitern ebenso entscheidend. Sie sind die stillen, aber unverzichtbaren Stützen dieses Gefüges.

Techniker zum Beispiel sind oft die Experten für hochmoderne Operationsgeräte. Ob es um die Kalibrierung eines Operationsmikroskops, die Vorbereitung einer Navigationsausrüstung oder die Einstellung eines Bildgebungsgeräts geht - ihr Fachwissen ist von unschätzbarem Wert. Sie sorgen dafür, dass jedes Werkzeug, jede Maschine optimal funktioniert und ermöglichen es Chirurgen, mit unvergleichlicher Präzision zu operieren. Ihre Rolle geht oft über die reine Wartung hinaus; sie sind auch Ausbilder, Informanten und manchmal sogar Innovatoren, die Verbesserungen oder Anpassungen vorschlagen.

Pflegehelfer hingegen sind die Hüter des Wohlbefindens der Patienten. In der Hektik eines Operationssaals oder einer Pflegestation sind sie oft die Ersten, die eine Veränderung, eine Abweichung oder eine Sorge bemerken. Ihre Rolle geht weit über die reine Betreuung hinaus: Sie übernehmen die Hygienepflege, helfen bei der Mobilisierung, bieten emotionale Unterstützung und fungieren oft als Vermittler zwischen dem Patienten, seiner Familie und dem medizinischen Team. Ihre Nähe und Sensibilität machen sie zu wichtigen Beobachtern und Helfern an vorderster Front.

Auch andere unterstützende Mitarbeiter - aus den Bereichen Verwaltung, Logistik und Reinigung - spielen eine entscheidende Rolle. Sie sorgen dafür, dass jedes

Rädchen im System harmonisch zusammenarbeitet. Die Sekretärin, die Termine organisiert, der Logistiker, der die Verfügbarkeit der Operationssäle sicherstellt, die Reinigungskraft, die die Sterilität der Räume gewährleistet - sie alle tragen zum Erfolg der Operationen bei.

In diesem medizinischen Ballett ist jede Fachkraft, unabhängig von ihrer Funktion, ein wichtiger Bestandteil. Der Krankenpfleger ist sich dieser wechselseitigen Abhängigkeit bewusst und arbeitet eng mit jedem von ihnen zusammen, indem er ihre Arbeit wertschätzt, Kommunikationsbrücken baut und den Zusammenhalt des Teams gewährleistet. Denn in der Neurochirurgie zählt jedes Detail, jede Sekunde ist kostbar, und nur durch die Summe der Fähigkeiten und der Hingabe aller wird Spitzenleistung erreicht.

Kapitel 9 :
WERKZEUGE UND TECHNOLOGIEN
IN DER NEUROCHIRURGIE

Vorstellung der hochmodernen Geräte, die im Operationssaal verwendet werden

Die Neurochirurgie, eine Disziplin an der Grenze des Möglichen, war schon immer ein Bereich, in dem Technologie und Innovation eine zentrale Rolle spielen. Die komplexen Herausforderungen dieses Fachgebiets erfordern modernste Geräte, um die Präzision, Sicherheit und Wirksamkeit der Eingriffe zu gewährleisten. Im Mittelpunkt dieses Strebens steht der Operationssaal, ein wahres technologisches Heiligtum, in dem jedes Instrument eine Schlüsselrolle für den Erfolg der Eingriffe spielt.

Das **Operationsmikroskop** ist eines der wichtigsten Werkzeuge in der Neurochirurgie. Mit seiner außergewöhnlichen Vergrößerungsfähigkeit und oftmals in Verbindung mit Fluoreszenztechnologie ermöglicht es dem Chirurgen, empfindliche Nervenstrukturen, Blutgefäße und pathologisches Gewebe mit unübertroffener Klarheit zu erkennen.

Chirurgische Navigationssysteme, vergleichbar mit einem GPS für den Chirurgen, bieten eine Echtzeit-Visualisierung der Position der Instrumente in Bezug auf die Anatomie des Patienten. Gekoppelt mit fortschrittlicher Bildgebungssoftware ermöglichen diese Systeme ein weniger invasives Vorgehen, wodurch Risiken verringert und die Genesung beschleunigt werden.

Die **intraoperative Neuromonitoring** ist eine weitere bahnbrechende Innovation. Sie ermöglicht die Live-

Überwachung der elektrischen Aktivität des Gehirns, der Nerven oder des Rückenmarks während des Eingriffs. Dadurch erhält der Chirurg ein sofortiges Feedback über die neurologische Funktion, wodurch das Risiko von Schäden minimiert wird.

Auch die **robotergestützte Chirurgie** beginnt sich durchzusetzen. Diese Roboter, die von Chirurgen gesteuert werden, kombinieren mechanische Präzision mit menschlicher Flexibilität und ermöglichen so noch präzisere Eingriffe und minimieren die Ermüdung des Chirurgen.

Die **neurochirurgische Endoskopie** ist ein weiteres Schlüsselgerät. Mithilfe von feinen Kameras und Instrumenten ermöglicht sie den Zugang zu zuvor schwer zugänglichen Bereichen des Gehirns oder der Wirbelsäule - alles über kleine Einschnitte.

Schließlich haben **Ultraschallkoagulationsgeräte** und **chirurgische Laser** die Art und Weise, wie Gewebe geschnitten und koaguliert wird, revolutioniert, wodurch Blutungen verringert und die Sicht während der Operation verbessert wurden.

Diese Geräte sind zwar unglaublich hoch entwickelt, aber nur Werkzeuge. Ihr wahres Potenzial wird in den Händen von Chirurgen und ausgebildeten medizinischen Teams verwirklicht, und oft sind es Krankenpfleger, die dafür sorgen, dass sie richtig vorbereitet, gewartet und optimal eingesetzt werden. In dieser Alchemie zwischen Mensch und Technik entsteht die Magie der modernen Neurochirurgie, die die Grenzen des Möglichen immer weiter hinausschiebt.

Fortschritte in der medizinischen Bildgebung und ihre Bedeutung

Die medizinische Bildgebung ist seit ihrer Entstehung die tragende Säule vieler medizinischer Disziplinen. Sie hat in den letzten Jahrzehnten rasante technologische Fortschritte gemacht und dabei die Grenzen unseres Verständnisses und unserer Fähigkeit, zu diagnostizieren, zu planen und zu behandeln, immer wieder neu definiert. In der Neurochirurgie sind diese Fortschritte besonders entscheidend, da sie ein präzises und detailliertes Fenster zu einem der komplexesten Systeme des menschlichen Körpers bieten: dem Nervensystem.

Die **Magnetresonanztomographie (MRT)** war eine der revolutionärsten Entwicklungen. Sie liefert detaillierte Bilder des Gehirns, des Rückenmarks und der peripheren Nerven ohne Strahlenbelastung und ist für die Erkennung von Tumoren, Gefäßanomalien oder Entzündungsgebieten unverzichtbar geworden. Die funktionelle MRT, eine Variante davon, kann sogar die Gehirnaktivität in Echtzeit abbilden und Regionen identifizieren, die an Sprache, Bewegung oder Empfindungen beteiligt sind.

Die **Positronen-Emissions-Tomographie (PET) wird** in der Neurochirurgie zwar seltener eingesetzt, liefert aber metabolische Informationen über das Gewebe. Sie ist besonders nützlich, um zwischen gesundem und krankem Gewebe zu unterscheiden, z. B. bei Tumoren.

Die **Computertomografie (CT oder CT-Scan)** liefert durch die Verwendung von Röntgenstrahlen Schnittbilder des Körpers und wird häufig zur Erkennung von Blutungen, Brüchen oder Massen eingesetzt.

Die gefäßspezifische **Angiografie** ist in der Neurochirurgie entscheidend, um das Gefäßnetz im Gehirn und im Rückenmark darzustellen. Fortschritte wie die CT- oder MRT-Angiographie haben es möglich gemacht, diese Bilder zu erhalten, ohne einen Katheter in das Gefäßsystem einzuführen.

Die **Magnet-Resonanz-Elastographie** ist eine neuere Technik, die die Steifigkeit oder Elastizität von Gewebe misst und potenziell wertvolle Informationen über Erkrankungen wie Tumore oder die Wundheilung liefert.

Abgesehen von diesen Technologien ist das wirklich Revolutionäre die Art und Weise, wie sie kombiniert und gleichzeitig eingesetzt werden können. Beispielsweise ermöglicht die Fusion von MRT- und CT-Bildern eine vollständige Visualisierung der anatomischen Strukturen und pathologischen Merkmale.

Die Bedeutung dieser Fortschritte in der Bildgebung für die Neurochirurgie ist kolossal. Sie leiten nicht nur die Diagnose an, sondern spielen auch eine entscheidende Rolle bei der Operationsplanung, indem sie den Chirurgen helfen, sichere Bahnen festzulegen und lebenswichtige Strukturen zu vermeiden. Während der Operation gibt die intraoperative Bildgebung dem Chirurgen ein Echtzeit-Feedback, wodurch die Genauigkeit und Sicherheit des Eingriffs erhöht wird.

Diese Fortschritte haben auch die Rolle der Krankenpfleger gestärkt. Das Verständnis der bildgebenden Verfahren, die Vorbereitung der Patienten auf die Untersuchungen, die Überwachung während der Verfahren und die Interpretation der Ergebnisse für die postoperative Nachsorge sind allesamt Aspekte, die spezialisiertes pflegerisches Fachwissen erfordern. So schreiten die medizinische Bildgebung und die Neurochirurgie in jeder Phase, von der Entdeckung bis zur Anwendung, Hand in Hand voran und verändern kontinuierlich die Perspektiven und Potenziale des medizinischen Bereichs.

Wie der Krankenpfleger mit der technologischen Entwicklung Schritt halten kann

Die technologische Entwicklung in der Medizin, insbesondere in der Neurochirurgie, verläuft schnell und stetig. Sie verspricht bessere Eingriffe, eine schnellere Genesung und eine individuellere Versorgung der Patienten. Für die Angehörigen der Gesundheitsberufe bedeutet diese ständige Weiterentwicklung jedoch auch, dass sie sich unaufhörlich weiterbilden und anpassen müssen. Für den Krankenpfleger, der eine zentrale Rolle bei der Patientenversorgung spielt, ist es von entscheidender Bedeutung, auf dem neuesten Stand zu bleiben, um eine optimale Versorgung zu gewährleisten. Wie er dies erreichen kann, erfahren Sie hier:

Fortbildung: Die meisten medizinischen Einrichtungen bieten Fortbildungsprogramme für ihre Mitarbeiter an. Die regelmäßige Teilnahme an diesen Fortbildungen ermöglicht es dem Krankenpfleger, sich mit den neuesten Geräten, Techniken und Protokollen vertraut zu machen.

Workshops und Seminare: Viele Berufsverbände organisieren Workshops und Seminare, die den neuesten technologischen Entwicklungen gewidmet sind. Diese Veranstaltungen sind auch hervorragende Gelegenheiten, um mit Experten und Gleichgesinnten zu netzwerken.

Spezialisierte Zertifizierungen: Der Erwerb einer Zertifizierung in einem bestimmten Bereich der Neurochirurgie oder der medizinischen Bildgebung kann dem Krankenpfleger helfen, seine Fähigkeiten zu vertiefen und sich über die neuesten Techniken auf dem Laufenden zu halten.

Teilnahme an Konferenzen: Medizinische Konferenzen, ob national oder international, sind Informationsquellen für die neuesten Forschungsergebnisse, Innovationen und Technologien.

Regelmäßige Lektüre: Fachzeitschriften, medizinische Zeitschriften und Online-Publikationen sind hervorragende Ressourcen, um sich auf dem Laufenden zu halten. Das Abonnieren von relevanten Zeitschriften oder Fachnewslettern kann helfen, Informationen zu filtern.

Arbeitsgruppen und Ausschüsse in **Krankenhäusern**: Die Teilnahme an Gruppen oder Ausschüssen, die sich mit der Bewertung und Einführung neuer Technologien befassen, ermöglicht einen direkten Einblick in Innovationen und eine aktive Beteiligung an deren Umsetzung.

Interdisziplinäre Zusammenarbeit: Der regelmäßige Austausch mit Kollegen anderer Fachrichtungen wie Radiologen, Neurochirurgen oder biomedizinischen Technikern bereichert das Verständnis für neue Technologien und deren Anwendung.

E-Learning und Online-Kurse: Mit dem Aufschwung des E -**Learning sind** viele Fachkurse mittlerweile als Fernkurse verfügbar und bieten Flexibilität und Zugänglichkeit.

Berufliche soziale Netzwerke: Plattformen wie LinkedIn oder Fachforen können hervorragende Möglichkeiten sein, Meinungsführern zu folgen, Ressourcen zu teilen und sich über bewährte Praktiken auszutauschen.

Anpassungsfähigkeit und Aufgeschlossenheit : Mehr als eine technische Kompetenz ist die Fähigkeit, sich anzupassen und Veränderungen zu umarmen, von entscheidender Bedeutung. Offenheit für Neues und Neugierde sind von großer Bedeutung.

Angesichts dieses technologischen Hypes ist der Krankenpfleger nicht nur ein passiver Nutznießer. Durch ihr Engagement, ihre Weiterbildung und ihre Leidenschaft für die Patientenpflege spielt sie eine aktive Rolle bei der Einführung und Optimierung dieser Innovationen und gewährleistet so die bestmögliche Versorgung ihrer Patienten.

Kapitel 10 :
UMGANG MIT NOTFALLSITUATIONEN IN DER NEUROCHIRURGIE

Intraoperative Komplikationen und wie man mit ihnen umgeht

Bei neurochirurgischen Eingriffen besteht immer die Gefahr von Komplikationen. Diese Komplikationen können unterschiedlich schwer sein, und ihre Bewältigung erfordert Vorbereitung, schnelles Handeln und eine enge Zusammenarbeit aller Mitglieder des Operationsteams. Im Folgenden werden häufige Komplikationen und Strategien zu ihrer Bewältigung erkundet.

Blutungen :

Erkennung: Ein schneller Blutverlust, ein Blutdruckabfall oder ein erhöhter Puls können auf eine Blutung hinweisen.

Management: Die Blutung muss sofort kontrolliert werden, indem die Quelle identifiziert und blutstillende Mittel, Nähte oder Clips verwendet werden. Der Anästhesist muss den Blutverlust ggf. durch Transfusionen ausgleichen.

Verletzung eines größeren Blutgefäßes :

Identifikation: Direkte Beobachtung, abnormales Pulsieren oder plötzliches Auftreten einer Blutung.

Management: Eine sofortige Reparatur ist erforderlich, entweder durch Vernähen des Gefäßes oder durch Verwendung von Gefäßclips.

Schädigung von Nerven oder neuralen Strukturen :

Identifikation: Direkte Beobachtung oder abnormale Reaktion bei intraoperativer Nervenstimulation.

Management: Vermeiden Sie zusätzliche Spannung oder Druck auf den Bereich. Wenn eine Verletzung festgestellt wird, wenden Sie sich an den Neurochirurgen, um den besten Reparaturansatz zu beurteilen.

Reaktion auf die Anästhesie :

Identifizierung: Veränderungen der Lebenszeichen, Atemstillstand, Allergien.

Management: Der Anästhesist muss das Problem schnell erkennen und behandeln, sei es durch Änderung der Medikation, Verabreichung von Oppositionsmitteln oder andere Maßnahmen.

Infektion :

Identifikation: Entzündungszeichen, erhöhte Temperatur, Eiterung.

Management: Verabreichung von Antibiotika, Aufrechterhaltung eines streng sterilen Feldes und, wenn möglich, Identifizierung und Beseitigung der Infektionsquelle.

Probleme mit der Ausrüstung :

Identifikation: Fehlfunktion oder Ausfall von Geräten oder Instrumenten.

Management: Halten Sie stets Notfallausrüstung bereit. Schulen Sie das Personal regelmäßig in der Erkennung von und dem Umgang mit Ausfällen.

Erhöhung des intrakraniellen Drucks :

Identifikation: Veränderungen der Vitalzeichen, abnormale Reaktionen auf Stimulation, sichtbare Hirnschwellung.

Management: Verabreichen Sie Medikamente zur Drucksenkung, z. B.

osmotische Diuretika. Ziehen Sie ggf. eine Dekompression in Betracht.

Atemwegskomplikationen :

Identifikation: Unzureichende Sauerstoffzufuhr, CO_2-Anstieg, Atemschwierigkeiten.

Management: Für eine angemessene Beatmung sorgen, Intubation oder Beatmung neu bewerten, ggf. bronchodilatatorische Medikamente verabreichen.

Jede Komplikation hat ihre eigenen Feinheiten, und die Reaktion muss auf die spezifische Situation zugeschnitten sein. Die Vorbereitung vor der Operation, einschließlich der Simulation von Notfallszenarien, die kontinuierliche Fortbildung und die transparente Kommunikation zwischen den Teammitgliedern sind entscheidend für den effektiven Umgang mit diesen Komplikationen. In einem so sensiblen Umfeld wie der Neurochirurgie zählt jede Sekunde, und ein schnelles und koordiniertes Eingreifen kann den Unterschied zwischen einem positiven Ergebnis und einem tragischen Ereignis ausmachen.

Postoperative Notfallsituationen: Hämatome, Infektionen usw.

Die Zeit nach der Operation ist kritisch im Pflegeverlauf eines Patienten, der sich einem neurochirurgischen Eingriff unterzogen hat. Es können mehrere Komplikationen auftreten, und die Fähigkeit des Pflegeteams, diese schnell zu erkennen und entsprechend zu handeln, ist von entscheidender Bedeutung. Hier ein Überblick über häufige postoperative Notfallsituationen und Strategien zu deren Bewältigung :

Postoperative Hämatome :

Identifikation: Plötzliche Zunahme der Schmerzen, Schwellung an der Operationsstelle, Veränderungen der neurologischen Zeichen, Verschlechterung der Vitalzeichen.

Management: Wenn ein Hämatom vermutet wird, ist eine sofortige Bildgebung erforderlich. Je nach Größe und Lokalisation kann eine chirurgische Entfernung erforderlich sein.

Infektionen :

Identifikation: Rötung, Hitze, Schwellung oder eitriger Ausfluss an der Operationsstelle, Fieber, Schüttelfrost oder Veränderungen des neurologischen Zustands.

Management: Kulturen von jedem verdächtigen Ausfluss, Verabreichung von Breitbandantibiotika, bis die Ergebnisse vorliegen, und manchmal erneute Operation, um den infizierten Bereich zu säubern.

Liquorfisteln (Liquor cerebrospinalis) :

Identifikation: Klarer Ausfluss aus der Wunde, Anzeichen einer Meningitis oder Symptome eines verminderten Liquordrucks wie posturale Kopfschmerzen.

Management: Bettruhe, eventuell externe Kompression, in manchen Fällen erneute Operation, um das Leck zu schließen.

Atemwegskomplikationen :

Identifikation: Atembeschwerden, Zyanose, Sauerstoffsättigung.

Management: Sauerstofftherapie, Lagerung zur Erleichterung der Atmung, ggf. Absaugen von Sekreten und Beurteilung durch einen Lungenspezialisten oder Anästhesisten.

Tiefe Venenthrombose (DVT) und Lungenembolie :

Identifikation: Schwellung, Schmerzen oder Rötung eines Gliedes, Kurzatmigkeit, Brustschmerzen.

Management: Diagnostische Beurteilung mit Venenultraschall oder Lungenszintigraphie, Antikoagulation zur Behandlung.

Neurologische Defizite :

Identifikation: Schwäche, Lähmung, Taubheit, Schwierigkeiten beim Sprechen oder Verstehen, Sehstörungen.

Management: Sofortige neurologische Beurteilung, bildgebende Verfahren im Gehirn, um die Ursache zu ermitteln, geeignete medizinische oder chirurgische Eingriffe.

Arzneimittelreaktionen :

Identifikation: Hautausschlag, Atembeschwerden, Herzanomalien, Verwirrung.

Management: Absetzen des verdächtigen Medikaments, Behandlung der spezifischen Symptome, genaue Überwachung der Vitalzeichen.

Dehydrierung und Elektrolytungleichgewichte :

Identifikation: Verwirrung, Mundtrockenheit, Schwäche, Herzrhythmusstörungen.

Management: Rehydrierung, Korrektur von Ungleichgewichten, regelmäßige Überwachung der Elektrolytwerte.

Wachsamkeit ist das Schlüsselwort in der postoperativen Phase. Eine ständige Überwachung, eine regelmäßige Beurteilung des Zustands des Patienten und eine offene Kommunikation zwischen allen Mitgliedern des medizinischen Teams sind entscheidend, um eventuell auftretende Komplikationen vorherzusehen und effektiv zu behandeln.

Protokolle für schnelles Eingreifen und Entscheidungsfindung in kritischen Situationen

Die Neurochirurgie ist ein Bereich, in dem sich Notfallsituationen schnell zu lebensbedrohlichen Krisen entwickeln können. Eine schnelle und effektive Reaktion ist von entscheidender Bedeutung. Dies erfordert ein gut ausgebildetes Team, das mit den Protokollen für schnelle Eingriffe vertraut ist und in der Lage ist, in Echtzeit fundierte Entscheidungen zu treffen.

Ersteinschätzung :

Beim Auftreten eines Alarmzeichens ist eine sofortige Beurteilung der Vitalzeichen und des neurologischen Zustands zwingend erforderlich.

Kommunikation ist der Schlüssel: Es ist wichtig, den Neurochirurgen, den Anästhesisten und das gesamte betroffene medizinische Team schnell zu informieren.

Protokoll der intrakraniellen Hypertonie (ICT) :

Anzeichen: Starke Kopfschmerzen, Übelkeit, Erbrechen, Bewusstseinsstörungen, Erweiterung einer Pupille.

Maßnahmen: Das Kopfende des Bettes hochlagern, osmotische Medikamente wie Mannitol verabreichen, eine assistierte Beatmung zur Senkung des PCO_2 in Erwägung ziehen und eine Bildgebung des Gehirns durchführen.

Protokoll des Krampfanfalls :

Anzeichen: Abnormale Bewegungen, Bewusstseinsverlust.

Maßnahmen: Für freie Luftwege sorgen, Antikonvulsiva wie Diazepam oder Lorazepam verabreichen, eine kontinuierliche EEG-Überwachung einleiten, falls verfügbar.

Schock-Protokoll :

Anzeichen: Niedriger Blutdruck, Tachykardie, kalte und feuchte Haut.

Maßnahmen: Verabreichung von intravenösen Flüssigkeiten, Beurteilung der Ursache des Schocks (Blutung, Infektion, anaphylaktische Reaktion) und entsprechende Behandlung.

Protokoll von Apnoe oder Atemnot :

Anzeichen: Atemlosigkeit, Zyanose, Unruhe.

Maßnahmen: Atemwege freimachen, Sauerstoff verabreichen, Intubation und mechanische Beatmung erwägen.

Postoperatives Notfallprotokoll :

Anzeichen: Aktive Blutung, neurologische Verschlechterung, plötzliche Schwellung.

Maßnahmen: Sofortige Beurteilung durch den Chirurgen, Vorbereitung auf einen möglichen erneuten Eingriff, bildgebende Verfahren zur Bestimmung der Ursache.

Herzversagen-Protokoll :

Anzeichen: Kurzatmigkeit, Lungenödem, unregelmäßiger Herzrhythmus.

Maßnahmen: Halbsitzende Position, Verabreichung von Medikamenten wie Diuretika, Erwägung einer Herzuntersuchung.

Notfallprotokoll bei einem Anästhesieunfall :

Anzeichen: Hypoxie, Herzstillstand, allergische Reaktion.

Maßnahmen: Verabreichung verdächtiger Medikamente stoppen, kardiorespiratorische Wiederbelebung einleiten, Medikamente zur Wiederbelebung verabreichen.

Die Einführung von Protokollen für ein schnelles Eingreifen gibt dem medizinischen Team in potenziell chaotischen Situationen einen klaren Fahrplan an die Hand. Neben den

Protokollen ist jedoch die Fähigkeit des Teams, effektiv zusammenzuarbeiten, klar zu kommunizieren und auf das Fachwissen jedes Einzelnen zu vertrauen, ebenso entscheidend. Regelmäßige Simulationen und Schulungen können dabei helfen, diese Fähigkeiten zu stärken und das Team darauf vorzubereiten, Krisen kompetent und souverän zu bewältigen.

Kapitel 11 :
DIE MINIMALEN INTERVENTIONEN
IN DER NEUROCHIRURGIE

Stereotaxie: Prinzipien und Anwendungen

Die Stereotaxie ist eine chirurgische Technik, die es ermöglicht, mithilfe eines dreidimensionalen Koordinatensystems eine bestimmte Gehirnregion genau anzusteuern. Sie entstand aus der Zusammenarbeit zwischen Neurochirurgie und Neurologie und ist die Avantgarde der minimalinvasiven Eingriffe. Stereotaktische Verfahren werden häufig bei der Behandlung verschiedener neurologischer Störungen eingesetzt, und die Präzision, die sie bieten, ist für die Erhaltung lebenswichtiger Gehirnstrukturen von entscheidender Bedeutung.

1. Grundprinzipien der Stereotaxie :

Koordinatensystem : Bei der Stereotaxie wird ein festes Koordinatensystem geschaffen, häufig mithilfe eines Metallrahmens, der am Kopf des Patienten befestigt wird. Dieser Rahmen dient als Referenzpunkt, um die Zielbereiche innerhalb des Gehirns zu lokalisieren.

Bildgebung: Bildgebende Verfahren wie MRT (Magnetresonanztomographie) oder CT (Computertomographie) werden verwendet, um detaillierte Bilder des Gehirns zu erhalten. Diese Bilder werden dann mit dem Koordinatensystem zusammengeführt, um die Operation zu planen.

Genauigkeit: Die präzise Natur der Stereotaxie ermöglicht es Neurochirurgen, Zielbereiche mit einer minimalen Fehlerspanne zu erreichen, was entscheidend ist, um Schäden an angrenzenden Strukturen zu verhindern.

2. Häufige Anwendungen :

Chirurgie bei Bewegungsstörungen : Die Stereotaxie wird häufig bei der Behandlung der Parkinson-Krankheit, der Dystonie und des essentiellen Tremors eingesetzt. Sie kann die Implantation von Elektroden für die tiefe Hirnstimulation (THS) oder die Durchführung einer Thalamotomie oder Pallidotomie beinhalten.

Hirnbiopsie: Wenn verdächtige Läsionen im Gehirn festgestellt werden, kann eine stereotaktische Biopsie durchgeführt werden, bei der eine Gewebeprobe zur Analyse entnommen wird, wobei die Risiken minimiert werden.

Epilepsiechirurgie: Stereotaxie kann eingesetzt werden, um die für epileptische Anfälle verantwortlichen Gehirnbereiche gezielt anzusteuern und zu behandeln.

Tumorbehandlung: Die Stereotaxie kann verwendet werden, um Hirntumoren eine gezielte Strahlentherapie, die sogenannte Radiochirurgie, zu verabreichen. Das Gamma Knife und das CyberKnife sind Beispiele für Geräte, die diese Technologie nutzen.

Drainage von Abszessen oder Zysten : Mithilfe der Stereotaxie können Chirurgen Abszesse oder Zysten im Gehirn präzise drainieren.

3. Vorteile und Herausforderungen :

Minimal invasiv: Einer der wichtigsten Vorzüge der Stereotaxie ist, dass sie den Zugang zum Gehirn ermöglicht, ohne dass große Schnitte oder ausgedehnte Kraniotomien erforderlich sind.

Risikominimierung: Durch die genaue Ausrichtung auf den Bereich von Interesse minimiert die Stereotaxie das Risiko, dass lebenswichtige Strukturen im Gehirn geschädigt werden.

Herausforderungen: Trotz ihrer Präzision erfordert die Stereotaxie erhebliches Fachwissen und eine sorgfältige Planung. Die korrekte Interpretation der Bilder ist von entscheidender Bedeutung, und jede Bewegung des Patienten kann die Genauigkeit beeinträchtigen.

Die Stereotaxie hat die Neurochirurgie revolutioniert und bietet innovative Möglichkeiten, neurologische Zustände mit beispielloser Präzision zu behandeln. Wie bei allen chirurgischen Eingriffen ist die Kommunikation zwischen dem Krankenpfleger, dem Neurochirurgen und dem übrigen medizinischen Team von entscheidender Bedeutung, um die besten Ergebnisse für den Patienten zu gewährleisten.

Neuroendoskopie : Techniken und Vorteile

Die Neuroendoskopie ist ein medizinisches Verfahren, bei dem ein Endoskop verwendet wird, um die inneren Strukturen des Gehirns und der Wirbelsäule zu visualisieren und einzugreifen. Sie stellt einen bedeutenden Fortschritt in der Neurochirurgie dar und bietet einen weniger invasiven Ansatz zur Behandlung verschiedener Erkrankungen. Wie bei jeder fortschrittlichen medizinischen Technologie erfordert auch die Neuroendoskopie ein gründliches Verständnis ihrer Techniken und Vorteile, um sie erfolgreich anwenden zu können.

1. Techniken in der Neuroendoskopie :
Starre und flexible Endoskope: Endoskope können starr oder flexibel sein. Starre Endoskope werden häufig für die Hirnventrikel verwendet, während flexible Endoskope den Zugang zu weiter entfernten

oder gekrümmten Bereichen des Gehirns oder der Wirbelsäule ermöglichen.

Chirurgische Ansätze: Endoskopische Verfahren können durch natürliche Körperöffnungen, wie die Nasenlöcher, oder durch kleine Einschnitte im Schädel oder in der Wirbelsäule durchgeführt werden.

Navigation und Visualisierung: Mithilfe von Miniaturkameras und fortschrittlichen Navigationssystemen können Neurochirurgen klare Bilder von Zielbereichen erhalten und präzise navigieren.

2. Vorteile der Neuroendoskopie :

Minimalinvasiv: Einer der Hauptvorteile der Neuroendoskopie ist ihre minimalinvasive Natur. Das bedeutet kleinere Schnitte, weniger Schäden am umliegenden Gewebe und als Folge davon eine schnellere Genesung und weniger Schmerzen für den Patienten.

Verbesserte Visualisierung: Die Endoskopie ermöglicht eine direkte Visualisierung der Gehirnstrukturen und bietet eine detaillierte Ansicht, die die herkömmlichen bildgebenden Verfahren übertreffen kann.

Risikominderung: Durch die Vermeidung großer Schädelklappen und die Minimierung der Manipulation von Hirngewebe kann die Neuroendoskopie das Risiko von Komplikationen im Zusammenhang mit invasiveren Eingriffen verringern.

Verkürzung des Krankenhausaufenthalts: Dank kleinerer Schnitte und einer schnelleren Genesung können die Patienten das Krankenhaus oft früher verlassen als bei herkömmlichen Operationen.

Vielfältige Anwendungsmöglichkeiten: Die Neuroendoskopie wird zur Behandlung einer Vielzahl von Erkrankungen eingesetzt, von Hirntumoren über Hydrocephalus und Zysten bis hin zu bestimmten Formen von Hirnblutungen.

Die Neuroendoskopie stellt die Schnittstelle zwischen fortschrittlicher medizinischer Technologie und chirurgischer Kunst dar. Sie bietet eine Alternative zu herkömmlichen Methoden und ermöglicht es, klinische Herausforderungen mit größerer Präzision und Feinfühligkeit anzugehen. Ihr Erfolg hängt jedoch nicht nur von der Beherrschung der Techniken durch den Chirurgen ab, sondern auch von der engen Zusammenarbeit zwischen dem Krankenpfleger, dem Chirurgen und dem gesamten medizinischen Team, um die Sicherheit und das Wohlergehen des Patienten zu gewährleisten.

Interventionelle Radiologie : Verfahren und Rolle des Krankenpflegers

Die interventionelle Radiologie (IR) ist ein schnell wachsendes Fachgebiet, das bildgebende Verfahren nutzt, um minimalinvasive Eingriffe zu diagnostischen oder therapeutischen Zwecken zu steuern. Krankenpfleger spielen in diesem Bereich eine entscheidende Rolle, da sie sowohl die direkte Patientenversorgung als auch eine enge Zusammenarbeit mit den interventionellen Radiologen gewährleisten.

1. Die wichtigsten Verfahren in der interventionellen Radiologie :
- **Angiografie und Angioplastie**: Werden zur Darstellung und Behandlung von Gefäßproblemen wie Verschlüssen oder Aneurysmen verwendet.
- **Bildgesteuerte Biopsien**: Mithilfe von bildgebenden Verfahren werden Gewebeproben entnommen, um eine genaue Diagnose zu stellen.
- **Embolisation**: Wird verwendet, um Blutungen zu stoppen oder die Blutversorgung eines Tumors zu blockieren.

Radiofrequenzablation: Entfernung von Tumoren mithilfe von Wärme, die durch Radiowellen erzeugt wird.

Drainagen: Einführen eines Schlauchs, um angesammelte Flüssigkeiten, z. B. Abszesse, abzuleiten.

2. Die Rolle des Krankenpflegers in der interventionellen Radiologie :

Präprozedurale Beurteilung: Die Krankenpfleger beurteilen den Gesundheitszustand des Patienten, seine Krankengeschichte, seine Medikamente und ermitteln mögliche Risikofaktoren. Sie können auch Vortests durchführen, z. B. Bluttests.

Vorbereitung des Patienten: Informieren Sie den Patienten über das Verfahren, holen Sie die Einwilligungen ein, legen Sie den Patienten auf den Operationstisch und sorgen Sie für die Sterilisation der Operationsstelle.

Unterstützung während des Verfahrens: Krankenpfleger überwachen die Vitalzeichen des Patienten, verabreichen bei Bedarf Medikamente oder Sedierung und interagieren mit dem Radiologen, um Anomalien oder Veränderungen zu melden.

Postinterventionelle Pflege: Nach dem Eingriff überwacht das Krankenpflegepersonal die Patienten auf mögliche Komplikationen, führt ein Schmerzmanagement durch, beurteilt die Einschnitt- oder Punktionsstellen und gibt Anweisungen für die Heimreise.

Aufklärung **und Kommunikation**: Krankenpfleger versorgen Patienten und ihre Familien mit wichtigen Informationen, beantworten ihre Fragen und geben ihnen Sicherheit.

Interprofessionelle Zusammenarbeit: Krankenpfleger arbeiten eng mit Radiologen, Radiologietechnologen, Anästhesisten und anderen

Mitgliedern des medizinischen Teams zusammen, um eine optimale Versorgung zu gewährleisten.

Strahlenschutzmanagement: Aufgrund der regelmäßigen Exposition gegenüber Röntgenstrahlen müssen Krankenpfleger in der IR gut über die Grundsätze des Strahlenschutzes informiert sein und für ihre eigene Sicherheit sowie die der Patienten sorgen.

Die interventionelle Radiologie kombiniert bildgebendes Fachwissen mit minimalinvasiven Operationstechniken und ermöglicht so gezieltere Behandlungen, die für den Patienten oft weniger traumatisch sind. Die Rolle des Krankenpflegers in diesem Bereich ist von entscheidender Bedeutung. Er stellt sicher, dass jeder Schritt des Verfahrens sicher und effizient abläuft, und sorgt für ein positives Erlebnis für den Patienten.

Kapitel 12 :
SPEZIFISCHE PHARMAKOLOGIE
IN DER NEUROCHIRURGIE

Häufig verwendete Medikamente in der Neurochirurgie und ihre Auswirkungen

Die Neurochirurgie ist ein hochmodernes Fachgebiet und erfordert eine spezielle Palette von Medikamenten, die nicht nur bei der Schmerzbehandlung, der Infektionsverhütung und der Entzündungshemmung helfen, sondern auch die neurologischen Funktionen während und nach der Operation modulieren. Im Folgenden finden Sie eine nicht erschöpfende Liste von Medikamenten, die häufig in der Neurochirurgie eingesetzt werden, und die damit verbundenen Wirkungen:

1. Analgetika:
   - **Paracetamol (Acetaminophen)**: Wird häufig bei leichten bis mäßigen Schmerzen und Fieber eingesetzt.
   - **Opiate (Morphin, Fentanyl, Oxycontin)**: Werden zur Behandlung von mäßigen bis starken Schmerzen verschrieben. Diese Medikamente können bei übermäßigem Gebrauch Schläfrigkeit, Verstopfung und Atemdepression verursachen.
2. Entzündungshemmende Mittel:
   - **Dexamethason**: Ein starkes Kortikosteroid, das häufig zur Verringerung von Hirnödemen eingesetzt wird.
   - **Ibuprofen und Naproxen**: Nichtsteroidale entzündungshemmende Medikamente (NSAIDs), die gegen Schmerzen und Entzündungen eingesetzt

werden. Sie können das Risiko von Blutungen erhöhen.

3. Antikonvulsiva:

Phenytoin (Dilantin), Carbamazepin (Tegretol) und Levetiracetam (Keppra): Werden zur Vorbeugung oder Behandlung von epileptischen Anfällen verwendet, die nach einer Gehirnoperation auftreten können.

4. Osmotische Mittel:

Mannitol: Wird verabreicht, um den intrakraniellen Druck bei Hirnödemen zu senken.

5. Diuretika:

Furosemid (Lasix): Wird verwendet, um überschüssige Flüssigkeit zu entfernen und Ödeme zu verhindern oder zu behandeln.

6. Antibiotika:

Verschiedene, wie z. B. **Cefazolin,** können prophylaktisch verabreicht werden, um postoperative Infektionen zu verhindern.

7. Mittel zur Muskelentspannung:

Baclofen: Wird zur Behandlung von Spastik bei Erkrankungen wie Multipler Sklerose oder nach einer Operation am Rückenmark eingesetzt.

8. Anästhetische Mittel:

Medikamente wie **Propofol, Etomidat und Sevofluran** werden zur Einleitung und Aufrechterhaltung der Anästhesie während der Operation verwendet.

9. Medikamente gegen Bluthochdruck:

Wie **Beta-Blocker, Alpha-Agonisten und Vasodilatatoren**, werden verwendet, um den Blutdruck während der Operation stabil zu halten.

10. Antikoagulantien und Thrombozytenaggregationshemmer:

Wie **Heparin** oder **Clopidogrel** werden sie häufig nach bestimmten Eingriffen eingesetzt, um die Bildung von Blutgerinnseln zu verhindern.

Jedes dieser Medikamente hat seine eigene Palette an Nebenwirkungen, Wechselwirkungen und Kontraindikationen. Eine gründliche Kenntnis dieser Medikamente, ihrer Wirkungsmechanismen und ihrer potenziellen Auswirkungen ist für Krankenpfleger in der Neurochirurgie von entscheidender Bedeutung. Eine effektive Kommunikation mit den Patienten über diese Medikamente, ihren Nutzen und ihre potenziellen Risiken ist ebenfalls von entscheidender Bedeutung.

Wechselwirkung mit Medikamenten und Auswirkungen auf den Krankenpfleger

Eine Arzneimittelwechselwirkung tritt auf, wenn die Wirkung oder die Halbwertszeit eines Arzneimittels durch die Einnahme eines anderen Arzneimittels verändert wird. Diese Wechselwirkungen können die Wirksamkeit von Medikamenten potenzieren oder abschwächen oder sogar zu neuen unerwünschten Reaktionen führen. Für den Krankenpfleger in der Neurochirurgie ist das Verständnis und die Überwachung dieser Wechselwirkungen von entscheidender Bedeutung, um die Sicherheit des Patienten und die Wirksamkeit der Behandlung zu gewährleisten.

1. Implikationen für die Bewertung:
Der Krankenpfleger sollte systematisch eine vollständige Arzneimittelanamnese des Patienten erheben, die verschreibungspflichtige und frei verkäufliche Medikamente, Nahrungsergänzungsmittel und pflanzliche Heilmittel umfasst. Der Krankenpfleger sollte sich auch über die Indikationen jedes Medikaments, die Dosierung, die Häufigkeit der Verabreichung und den Wirkungsmechanismus im Klaren sein.

2. Implikationen für die Verabreichung von Medikamenten:

Der Krankenpfleger muss die potenziellen Wechselwirkungen zwischen den verschriebenen Medikamenten und den Medikamenten, die der Patient möglicherweise bereits einnimmt, kennen. Einige Medikamente können, wenn sie zusammen verabreicht werden, eine Änderung der Dosierung oder des Zeitpunkts der Verabreichung erfordern, um das Risiko von Wechselwirkungen zu minimieren.

3. Implikationen für die Überwachung:

Im Anschluss an die Verabreichung von Medikamenten muss der Krankenpfleger den Patienten auf Anzeichen oder Symptome von Arzneimittelwechselwirkungen wie erhöhte Toxizität, verminderte Wirksamkeit oder neue unerwünschte Reaktionen überwachen. Die Überwachung der Vitalzeichen, der klinischen Symptome und in einigen Fällen auch der Serumspiegel des Arzneimittels ist von entscheidender Bedeutung.

4. Implikationen für die Patientenaufklärung:

Der Krankenpfleger spielt eine entscheidende Rolle bei der Aufklärung der Patienten und ihrer Familien über die Risiken von Arzneimittelwechselwirkungen, indem er sie dazu anhält, ihr Gesundheitspersonal stets über alle Medikamente, die sie einnehmen, zu informieren. Es ist auch von entscheidender Bedeutung, den Patienten über mögliche Anzeichen und Symptome von Arzneimittelwechselwirkungen zu informieren.

5. Implikationen für die Dokumentation:

Der Krankenpfleger sollte alle verabreichten Medikamente sowie Reaktionen oder Bedenken hinsichtlich potenzieller Wechselwirkungen genau dokumentieren. Wenn eine Arzneimittelwechselwirkung vermutet oder festgestellt wird, muss sie dem medizinischen Team gemeldet und in der Krankenakte des Patienten dokumentiert werden.

6. Implikationen für die Zusammenarbeit:
Der Krankenpfleger muss beim Management von Arzneimittelwechselwirkungen eng mit Apothekern, Ärzten und anderen Mitgliedern des Pflegeteams zusammenarbeiten. Vor allem Apotheker sind eine unschätzbare Ressource für die Identifizierung und das Management von Arzneimittelwechselwirkungen.

Die Wechselwirkung von Medikamenten ist ein wichtiges Anliegen in der Neurochirurgie, da viele Patienten gleichzeitig mehrere Medikamente einnehmen können, von denen jedes seine eigenen Auswirkungen und Wirkungsmechanismen hat. Wachsamkeit, Wissen und proaktive Kommunikation sind entscheidend, um diese Wechselwirkungen zu managen und die Sicherheit des Patienten zu gewährleisten.

Der Umgang mit gerinnungshemmenden und antiepileptischen Medikamenten

In der Neurochirurgie spielt die medikamentöse Behandlung eine entscheidende Rolle, um optimale Ergebnisse für den Patienten zu gewährleisten. Unter den häufig verwendeten Medikamenten nehmen Antikoagulanzien und Antiepileptika eine zentrale Stellung ein, wobei jedes Medikament seine eigenen Herausforderungen und Implikationen mit sich bringt. Der richtige Umgang mit diesen Medikamenten ist von entscheidender Bedeutung, um potenziell schwerwiegenden Komplikationen vorzubeugen.

1. Blutgerinnungshemmende Medikamente:
Antikoagulanzien sind, wie der Name schon sagt, Medikamente, die die Blutgerinnung hemmen. Sie werden häufig verschrieben, um Thrombosen zu behandeln oder zu verhindern.

Verwendung in der Neurochirurgie: Nach bestimmten neurochirurgischen Eingriffen besteht ein erhöhtes Risiko der Bildung von Blutgerinnseln. Um dieses Risiko zu minimieren, können Antikoagulanzien verabreicht werden.

Damit verbundene Herausforderungen : Die Verabreichung von Antikoagulanzien muss sorgfältig abgewogen werden. Eine übermäßige Antikoagulation kann zu Blutungen führen, während eine unzureichende Antikoagulation möglicherweise keinen ausreichenden Schutz gegen die Bildung von Blutgerinnseln bietet.

Überwachung: Bei Patienten, die Antikoagulanzien einnehmen, müssen die Blutgerinnungsparameter regelmäßig überwacht werden. Der Krankenpfleger sollte auf Anzeichen von Blutungen achten, wie z. B. Blutergüsse, Zahnfleischbluten oder schwarzen Stuhlgang.

2. Antiepileptische Medikamente:
Antiepileptika werden zur Behandlung und Vorbeugung von epileptischen Anfällen eingesetzt. Diese Medikamente wirken, indem sie die elektrische Aktivität des Gehirns verändern.

Verwendung in der Neurochirurgie: Bei Patienten, die sich einem neurochirurgischen Eingriff, insbesondere am Gehirn, unterziehen, kann ein Risiko für postoperative Anfälle bestehen. Antiepileptika können prophylaktisch oder als Reaktion auf einen Anfall verabreicht werden.

Damit verbundene Herausforderungen : Die Überwachung der Blutspiegel von Antiepileptika ist entscheidend, um sicherzustellen, dass sich der Patient innerhalb des gewünschten therapeutischen Bereichs befindet. Zu wenig des Medikaments könnte die Anfälle nicht wirksam kontrollieren, während zu viel toxische Nebenwirkungen verursachen könnte.

Überwachung: Der Krankenpfleger sollte auf Anzeichen der Toxizität von Antiepileptika achten, wie Schläfrigkeit, Schwindel oder Doppelbilder. Besondere Aufmerksamkeit sollte der Erkennung von Krampfaktivitäten gewidmet werden.

Implikationen für den Krankenpfleger:

Aufklärung: Der Krankenpfleger muss den Patienten und seine Familie darüber aufklären, wie wichtig die regelmäßige Einnahme von Medikamenten ist, welche potenziellen Nebenwirkungen auftreten können und dass eine regelmäßige Nachsorge erforderlich ist.

Koordination: In enger Zusammenarbeit mit Ärzten, Apothekern und anderen Gesundheitsfachkräften spielt der Krankenpfleger eine Schlüsselrolle, um sicherzustellen, dass diese Medikamente sicher verabreicht werden.

Dokumentation: Jede Verabreichung von Medikamenten, jede Nebenwirkung oder unerwünschte Reaktion muss sorgfältig dokumentiert werden.

Der Umgang mit gerinnungshemmenden und antiepileptischen Medikamenten ist ein wesentlicher Aspekt der Pflege in der Neurochirurgie. Mit sorgfältiger Aufmerksamkeit für Details und interprofessioneller Zusammenarbeit spielt der Krankenpfleger eine zentrale Rolle, um sicherzustellen, dass diese Medikamente den größtmöglichen Nutzen bieten und gleichzeitig die Risiken für den Patienten minimieren.

Kapitel 13 :
PÄDIATRISCHE PATIENTEN
IN DER NEUROCHIRURGIE

Anatomische Besonderheiten und physiologischen Eigenschaften bei Kindern

Die Kindheit ist eine Zeit des schnellen Wachstums und der Entwicklung und weist als solche anatomische und physiologische Merkmale auf, die sich von denen des Erwachsenen unterscheiden. Diese Besonderheiten beeinflussen die medizinische und chirurgische Behandlung von Kindern, auch im Bereich der Neurochirurgie.

1. Der Schädel des Kindes :

   Fontanellen: Bei der Geburt besteht der Schädel des Kindes aus mehreren Knochen, die durch weiche Zwischenräume, die sogenannten Fontanellen, voneinander getrennt sind. Diese Bereiche ermöglichen es dem Schädel, sich während der Geburt zu verformen, und schaffen Platz für das schnelle Wachstum des Gehirns. Sie verfestigen sich mit der Zeit, in der Regel im Alter von zwei Jahren.

   Verformbarer Schädel: Die Flexibilität des Schädels bei Kindern ermöglicht eine gewisse Ausdehnung bei einer Erhöhung des intrakraniellen Drucks. Eine längerfristige Erhöhung dieses Drucks kann jedoch zu einer Verformung führen.

2. Das sich entwickelnde Gehirn :

   Schnelles Wachstum: In den ersten Lebensjahren wächst das Gehirn schnell, wobei sich seine Größe im ersten Jahr fast verdoppelt.

Plastizität: Das Gehirn von Kindern besitzt eine bemerkenswerte Anpassungsfähigkeit. Bei einer Verletzung können andere Gehirnbereiche die verlorene Funktion oftmals kompensieren, ein Phänomen, das bei Erwachsenen weniger häufig auftritt.

3. Wirbelsäule und Rückenmark :

Flexibilität: Die Wirbelsäule von Kindern ist flexibler als die von Erwachsenen, was sich auf die Art der beobachteten Verletzungen und Deformierungen auswirkt.

Wachsendes Rückenmark: Das Rückenmark bei Kleinkindern ist im Verhältnis zur Wirbelsäule proportional länger und verschiebt sich mit zunehmendem Alter nach oben. Dies muss bei chirurgischen Eingriffen berücksichtigt werden.

4. Nervensystem :

Myelinisierung: Die Myelinisierung, ein Prozess, bei dem die Axone mit einer Myelinscheide umhüllt werden, setzt sich nach der Geburt fort und beeinflusst die Geschwindigkeit der Nervenleitung.

Synaptogenese: Es gibt eine Explosion der Synapsenbildung in den ersten Lebensjahren, gefolgt von einer selektiven Eliminierung von Synapsen, wodurch die neuronalen Schaltkreise verfeinert werden.

5. Physiologische Reaktionen :

Stoffwechsel: Der Gehirnstoffwechsel ist bei Kindern höher als bei Erwachsenen, was bedeutet, dass Kinder einen höheren Energiebedarf haben.

Reaktion auf die Medikation: Der Stoffwechsel, die Verteilung und die Ausscheidung von Medikamenten können bei Kindern unterschiedlich sein, was eine Anpassung der Dosierung erforderlich macht.

Die anatomischen und physiologischen Unterschiede zwischen Kindern und Erwachsenen haben große

Auswirkungen auf das Gesundheitspersonal, insbesondere in der Neurochirurgie. Ein gründliches Verständnis dieser Besonderheiten ist für eine angemessene und wirksame Pflege von entscheidender Bedeutung. Für Krankenpfleger, die in der pädiatrischen Neurochirurgie tätig sind, bedeutet dieses Wissen, dass sie die Pflege anpassen, Anzeichen und Symptome richtig interpretieren und eng mit dem gesamten medizinischen Team zusammenarbeiten können, um das bestmögliche Ergebnis für das Kind zu erzielen.

Häufige neurochirurgische Erkrankungen in der Pädiatrie

Die Pädiatrie weist eine einzigartige Gruppe von neurochirurgischen Erkrankungen auf, die sich manchmal von denen unterscheiden, die bei Erwachsenen auftreten. Die Behandlung dieser Erkrankungen erfordert spezielle Kenntnisse der anatomischen, physiologischen und entwicklungsbedingten Besonderheiten des Kindes. Hier finden Sie einen Überblick über diese Erkrankungen.

1. Angeborene Missbildungen :

   Hydrocephalus: Eine abnormale Ansammlung von Gehirnflüssigkeit im oder um das Gehirn. Sie kann aus einer Obstruktion, einer verminderten Aufnahme oder einer übermäßigen Produktion von Flüssigkeit resultieren.

   Spina bifida: Ein Verschlussdefekt des Neuralrohrs, der dazu führen kann, dass die Strukturen des Rückenmarks durch eine Öffnung in der Wirbelsäule vorspringen.

   Craniostenose: Vorzeitiger Verschluss der Schädelnähte, wodurch die normale Ausdehnung des Gehirns während des Wachstums eingeschränkt wird.

2. Hirntumore :
Obwohl sie nicht so häufig vorkommen wie bei Erwachsenen, gehören Hirntumore zu den häufigsten Krebserkrankungen in der Pädiatrie. Zu den häufigen Typen gehören :

Medulloblastom: Ein bösartiger Tumor in der hinteren Schädelgrube.

Pilozytisches Astrozytom: Ein meist gutartiger Tumor, der sich überall im Gehirn befinden kann.

Ependymom: **Ein** Tumor, der sich aus den Ependymzellen entwickelt, die die Ventrikel des Gehirns auskleiden.

3. Schädel-Hirn-Trauma :

Kinder sind besonders anfällig für Stürze und Verletzungen, was zu Kopfverletzungen unterschiedlichen Grades führen kann.

4. Infektionen des zentralen Nervensystems :

Hirnabszess: Eine örtlich begrenzte Ansammlung von Eiter im Gehirn infolge einer Infektion.

Meningitis: Entzündung der Membranen, die das Gehirn und das Rückenmark umgeben.

5. Epilepsie :

Einige Formen der Epilepsie sind spezifisch für die pädiatrische Bevölkerung, wie das West-Syndrom oder infantile Spasmen.

6. Vaskuläre Erkrankungen :

Arteriovenöse Missbildungen (AVM): Abnormale Verbindungen zwischen Arterien und Venen, die oft schon bei der Geburt vorhanden sind.

Kavernome: Gefäßmissbildungen, die zu Blutungen oder Anfällen führen können.

7. Anomalien des Rückenmarks :

Attachment-Rückenmark-Syndrom: Das Rückenmark ist abnormal an der Wirbelsäule befestigt, wodurch seine Bewegung eingeschränkt wird.

Die neurochirurgische Versorgung in der Pädiatrie ist ein komplexes Fachgebiet, das einen speziellen Ansatz erfordert. Krankenpfleger, die in diesem Bereich tätig sind, müssen sich mit diesen Erkrankungen und ihren Auswirkungen auskennen, um eine qualitativ hochwertige Pflege zu gewährleisten, die Familien zu begleiten und mit dem übrigen medizinischen Team effektiv zusammenzuarbeiten.

Spezifischer Ansatz des Krankenpflegers gegenüber dem Kind und seiner Familie

In der neurochirurgischen Pädiatrie kümmert sich der Krankenpfleger nicht nur um einen Patienten, sondern um eine dynamische Einheit, die das Kind und seine Familie umfasst. Die physiologischen, psychologischen und sozialen Bedürfnisse eines Kindes unterscheiden sich von denen eines Erwachsenen und erfordern einen angepassten und wohlwollenden Ansatz.

1. Altersgerechte Kommunikation :
    Einsatz von Spielen: Das Einbeziehen von Spielen in die Erklärung von Verfahren kann helfen, die Angst des Kindes zu verringern.
    Einfache Sprache: Der Krankenpfleger muss seine Erklärungen oft vereinfachen oder anpassen, damit sie für das Kind verständlich sind.
2. Schaffung einer beruhigenden Umgebung :
    Beruhigende Atmosphäre : Spielzeug, helle Farben oder vertraute Elemente können ein Krankenzimmer in einen weniger einschüchternden Ort verwandeln.
    Elterliche Präsenz: Fördern Sie so weit wie möglich die Anwesenheit der Eltern bei der Pflege, um das Kind zu beruhigen.

3. Aktive Beteiligung der Eltern :

Eltern können in bestimmten grundlegenden Pflegemaßnahmen geschult werden, sodass sie aktiv in den Heilungsprozess ihres Kindes einbezogen werden können.

Die Anerkennung der Eltern als Partner in der Primärversorgung ist für die Gewährleistung einer kontinuierlichen Versorgung von entscheidender Bedeutung.

4. Bewertung von Schmerzen :

Schmerzen bei Kindern können sich anders äußern. Der Krankenpfleger sollte darin geschult werden, diese Anzeichen zu erkennen und kindgerechte Schmerzskalen zu verwenden.

5. Ganzheitlicher Ansatz :

Berücksichtigen Sie das Wachstum und die Entwicklung des Kindes und passen Sie die Pflege entsprechend an.

Die emotionalen Bedürfnisse des Kindes, die je nach Alter und Reife unterschiedlich sein können, erkennen und darauf eingehen.

6. Psychologische Unterstützung für die Familie :

Die Erkrankung oder Operation eines Kindes ist eine erschütternde Erfahrung für die ganze Familie. Der Krankenpfleger muss auch die Eltern und Geschwister unterstützen, ihnen klare Informationen anbieten und sie gegebenenfalls an andere Fachleute verweisen.

7. Therapeutische Bildung :

Der Krankenpfleger klärt die Familie über die Krankheit, die postoperative Versorgung und die Rehabilitation auf. Durch diese Aufklärung wird die Familie auf die Entlassung aus dem Krankenhaus vorbereitet.

Die pädiatrische Neurochirurgie ist ein Bereich, in dem der Krankenpfleger eine mehrdimensionale Rolle spielt. Neben der klinischen Versorgung ist der Krankenpfleger auch

Erzieher, emotionaler Unterstützer und Verfechter der Rechte des Kindes. Effektive Kommunikation, Mitgefühl und ein tiefgreifendes Verständnis der einzigartigen Bedürfnisse des Kindes und seiner Familie sind für eine qualitativ hochwertige Pflege unerlässlich.

Kapitel 14 :
ERGÄNZENDE ANSÄTZE
IN DER NEUROCHIRURGIE

Postoperative neurologische Rehabilitation

Die postoperative neurologische Rehabilitation ist ein grundlegender Bestandteil der Behandlung von Patienten nach einem neurochirurgischen Eingriff. Sie zielt darauf ab, beeinträchtigte Funktionen wiederherzustellen, zu kompensieren oder anzupassen, sodass der Patient ein zufriedenstellendes Maß an Selbstständigkeit und Lebensqualität zurückerlangen kann. Diese entscheidende Phase erfordert eine interdisziplinäre Zusammenarbeit und den vollen Einsatz des Krankenpflegers.

1. Verständnis der Herausforderungen der Rehabilitation :
Nach einem neurochirurgischen Eingriff können die Defizite motorischer, sensorischer oder kognitiver Art sein oder eine Kombination dieser Elemente. Das Hauptziel der Rehabilitation besteht darin, den Patienten in die Lage zu versetzen, in seinem täglichen Umfeld so gut wie möglich zu funktionieren.

2. Ersteinschätzung :
Der Krankenpfleger beurteilt in Zusammenarbeit mit einem Rehabilitationsteam die Defizite des Patienten, seine Bedürfnisse und Ziele. Diese Beurteilung dient als Grundlage für die Erstellung eines individuellen Rehabilitationsplans.

3. Rehabilitationstechniken :

Physiotherapie: Fokussiert auf motorische Erholung, Koordination, Muskelkraft und Gleichgewicht.

Ergotherapie: Hilft dem Patienten, die Gesten des Alltags wieder zu erlernen, passt die Umgebung an und berät über technische Hilfsmittel.

Logopädie: Erforderlich bei Sprach- oder Schluckstörungen.

Neuropsychologie: Bei Patienten mit kognitiven Störungen zielen die Sitzungen darauf ab, das Gedächtnis, die Aufmerksamkeit und die Exekutivfunktionen zu trainieren.

4. Die Rolle des Krankenpflegers in der Rehabilitation :

Tägliche Überwachung: Beurteilen Sie den Fortschritt, erkennen Sie mögliche Komplikationen und passen Sie die Pflege entsprechend an.

Aufklärung: Informieren Sie den Patienten und seine Familie über Übungen, die Verwendung von Medikamenten und notwendige Anpassungen zu Hause.

Psychologische Unterstützung: Die Rehabilitation kann für den Patienten eine frustrierende Zeit sein. Der Krankenpfleger spielt eine Schlüsselrolle bei der emotionalen Unterstützung.

Koordination der Pflege: Gewährleistung eines fließenden Übergangs zwischen Krankenhaus und Heim oder Rehabilitationseinrichtungen.

5. Bedeutung der Interdisziplinarität :

Die enge Zusammenarbeit zwischen Krankenpflegern, Physiotherapeuten, Ergotherapeuten, Rehabilitationsmedizinern, Psychologen, Sozialarbeitern und anderen Fachkräften ist für eine umfassende Betreuung von entscheidender Bedeutung.

6. Berücksichtigung der Familie :
Die Familie spielt eine entscheidende Rolle bei der Unterstützung und Ermutigung des Patienten. Der Krankenpfleger stellt sicher, dass die Familie gut informiert und in den Prozess eingebunden ist.

Die postoperative neurologische Rehabilitation ist eine entscheidende Phase, die das weitere Schicksal des Patienten stark beeinflusst. Der Krankenpfleger ist durch seine ständige Präsenz und seine zentrale Rolle in der Pflege eine tragende Säule dieser Erholungsphase und gewährleistet eine ganzheitliche und auf die Bedürfnisse des Patienten abgestimmte Pflege.

Alternative Therapien :
Akupunktur, Osteopathie usw.

Im Zentrum der modernen medizinischen Landschaft steht eine reiche und vielfältige Mischung aus traditionellen und alternativen Therapien. Letztere spielen in den herkömmlichen medizinischen Protokollen zwar oft nur eine untergeordnete Rolle, können aber für neurochirurgische Patienten einen nicht zu unterschätzenden Zusatznutzen bieten. Daher ist es für den Krankenpfleger von entscheidender Bedeutung, ein fundiertes Verständnis davon zu haben, um den Patienten optimal zu orientieren und zu informieren.

1. Die Akupunktur :
Die aus der traditionellen chinesischen Medizin stammende Akupunktur beinhaltet das Einstechen von feinen Nadeln in bestimmte Punkte des Körpers. Diese Punkte gelten als Bereiche, in denen die Energie oder "Qi" fließt.
    Vorteile in der Neurochirurgie: Akupunktur kann helfen, postoperative Schmerzen zu bewältigen,

Entzündungen zu reduzieren und die Blutzirkulation zu verbessern.

Die Rolle des Krankenpflegers: Patienten identifizieren, die von diesem Ansatz profitieren könnten, die richtigen Praktiker kennen und diese Pflege in den Gesamttherapieplan integrieren.

2. Osteopathie :

Dieser manuelle Ansatz konzentriert sich auf die Erkennung, Behandlung und Vorbeugung von Ungleichgewichten in der Beweglichkeit von Körpergeweben, die zu Störungen führen können.

Vorteile in der Neurochirurgie: Osteopathie kann zur postoperativen Erholung beitragen, indem sie die Mobilität verbessert und Muskel- und Skelettverspannungen reduziert.

Die Rolle des Krankenpflegers: Verstehen, wann Osteopathie hilfreich sein kann, den Patienten an qualifizierte Osteopathen verweisen und sicherstellen, dass diese Behandlung mit der sonstigen Versorgung des Patienten vereinbar ist.

3. Andere ergänzende Therapien :

Chiropraktik: Fokussiert auf die Diagnose, Behandlung und Prävention von Störungen des Muskel-Skelett-Systems, insbesondere der Wirbelsäule.

Massagetherapie: Massagen können helfen, die Muskeln zu entspannen, die Durchblutung zu verbessern und Schmerzen zu lindern.

Meditation und Achtsamkeit: Diese Praktiken können Patienten helfen, mit dem Stress, den Schmerzen und den Ängsten umzugehen, die mit ihrer Erkrankung oder Intervention verbunden sind.

Obwohl diese alternativen Therapien die traditionellen medizinischen Behandlungen nicht ersetzen, können sie für neurochirurgische Patienten erhebliche zusätzliche Vorteile bieten. Der Krankenpfleger als Dreh- und Angelpunkt der

Patientenversorgung hat die Pflicht, über diese Optionen informiert zu sein, um eine umfassende und integrierte Versorgung zu gewährleisten.

Integration von Methoden unkonventionell im Pflegeplan

Der Anbruch des Zeitalters der integrativen Medizin erinnert uns ständig daran, wie wichtig es ist, den Menschen in seiner Gesamtheit zu betrachten. Der Patient ist nicht nur eine Summe von Symptomen, die es zu behandeln gilt, sondern eine komplexe Einheit, deren Bedürfnisse weit über die eines chirurgischen Eingriffs oder eines Medikaments hinausgehen. Unkonventionelle Methoden, auch wenn sie manchmal verpönt sind, bieten eine ganzheitliche Dimension der Pflege, die es ermöglicht, die Heilung auf eine umfassendere Weise anzugehen. Der Krankenpfleger in der Neurochirurgie muss als wichtiges Glied in der Versorgungskette diese Methoden kennen und wissen, wie er sie sinnvoll integrieren kann.

1. Die Individualität des Patienten anerkennen :
Jeder Patient ist einzigartig, mit seinen Überzeugungen, Erfahrungen und Erwartungen. Ein wirksamer Pflegeplan erkennt diese Einzigartigkeit an und versucht, sie zu integrieren.

2. Die verschiedenen Methoden verstehen :
   Homöopathie: Basiert auf dem Ähnlichkeitsprinzip und verwendet kleine Dosen, um spezifische Symptome zu behandeln.
   Phytotherapie: Die Verwendung von Pflanzen zu medizinischen Zwecken, oft in Form von Aufgüssen, Abkochungen oder Kapseln.
   Aromatherapie: Die Verwendung von ätherischen Ölen bei verschiedenen Beschwerden, von Schmerzen bis hin zu Angstzuständen.

3. Die Bedeutung der ständigen Weiterbildung :

Der Krankenpfleger muss stets über die neuesten Forschungsergebnisse und Entwicklungen im Bereich der unkonventionellen Therapien informiert sein, um dem Patienten eine fundierte Beratung bieten zu können.

4. Zusammenarbeit mit anderen Berufsgruppen :

Ein Netzwerk von qualifizierten Therapeuten (Naturheilkundler, Osteopathen, Akupunkteure...) ermöglicht es dem Krankenpfleger, den Patienten an die besten Ressourcen zu verweisen.

5. Bewertung der spezifischen Bedürfnisse des Patienten :

Einige Patienten könnten von zusätzlichen Methoden zur Bewältigung von Schmerzen, Angst oder anderen Symptomen stärker profitieren.

6. Integration in den Pflegeplan :

Es ist entscheidend, diese Methoden konsequent zu integrieren. Wenn ein Patient zum Beispiel Heilkräuter verwendet, muss sichergestellt werden, dass diese nicht negativ mit seinen Medikamenten interagieren.

7. Respektieren Sie die Entscheidungen des Patienten :

Manche Patienten scheuen sich vielleicht davor, unkonventionelle Methoden anzuwenden. Es ist von entscheidender Bedeutung, ihre Entscheidungen zu respektieren und gleichzeitig objektive Informationen zu liefern.

Die Einbeziehung nichtkonventioneller Methoden in den Pflegeplan ist eine schwierige Aufgabe, die sowohl Wissen als auch Offenheit und Urteilsvermögen erfordert. Der Krankenpfleger als Anwalt der Bedürfnisse und Rechte des Patienten spielt eine zentrale Rolle bei der Sicherstellung, dass diese Integration auf informierte Weise und zum Nutzen des Patienten erfolgt.

Kapitel 15 :
FORSCHUNG UND INNOVATION
IN DER NEUROCHIRURGIE

Neueste Fortschritte
und laufende Forschung

Die Neurochirurgie befindet sich, wie viele andere medizinische Bereiche auch, in einem ständigen Wandel. Die Überschneidungen von Technologie, Biologie und Medizin haben zu Fortschritten geführt, die früher als reine Science-Fiction galten. In diesem Meer des Fortschritts ist es für jeden Angehörigen der Gesundheitsberufe, insbesondere für den Krankenpfleger in der Neurochirurgie, von entscheidender Bedeutung, informiert und auf dem neuesten Stand zu bleiben.

1. Robotergestützte Chirurgie :
Operationsroboter bieten eine höhere Präzision, reduzieren das menschliche Zittern und ermöglichen kleinere Schnitte, was zu einer schnelleren Genesung der Patienten führt. Systeme wie der Da Vinci ermöglichen bereits komplexe Verfahren mit minimaler Invasivität.

2. Fortschrittliche Bildgebung :
Der Einsatz von künstlicher Intelligenz und Deep Learning in der medizinischen Bildgebung erleichtert die Erkennung und genaue Kartierung von Hirnverletzungen. Dies ermöglicht eine gezieltere und weniger invasive Chirurgie.

3. Gen- und Zelltherapie :
Es wird daran geforscht, neurodegenerative Erkrankungen wie Parkinson oder Amyotrophe Lateralsklerose (ALS) durch Veränderung von Genen oder mithilfe von Stammzellen zu behandeln.

4. Neuromodulation :

Die Verwendung von Implantaten zur Modulation der elektrischen Aktivität des Gehirns hat sich als vielversprechend für die Behandlung von Erkrankungen wie therapieresistenten Depressionen, Epilepsie und sogar einigen chronischen Schmerzen erwiesen.

5. 3D-Bio-Druck :

Die Fähigkeit, biologisches Gewebe in 3D zu drucken, ebnet den Weg für die Schaffung personalisierter Transplantate zur Reparatur neurologischer Schäden.

6. Schnittstellen zwischen Gehirn und Maschine :

Die Forschung zur Schaffung direkter Schnittstellen zwischen Gehirn und Maschinen könnte gelähmten Patienten in Zukunft helfen, bestimmte Funktionen wiederzuerlangen oder zu kommunizieren.

7. Mikrochirurgie mit Laser :

Die Verwendung von Lasern zur Durchführung empfindlicher Verfahren minimiert die Schädigung des umliegenden Gewebes und beschleunigt die Heilung.

8. Forschung zu Biomaterialien :

Die Entwicklung neuer gehirnverträglicher Materialien kann das Risiko von Infektionen, Abstoßungsreaktionen oder Entzündungen nach einer Operation verringern.

Die Grenzen der Neurochirurgie werden durch technologische Innovationen und umfassende Forschung ständig erweitert. Für den Krankenpfleger in der Neurochirurgie ist das Verständnis dieser Fortschritte und wie sie klinisch angewendet werden können, von entscheidender Bedeutung, um eine optimale Versorgung zu gewährleisten. Es ist jedoch auch wichtig, die medizinische Ethik im Auge zu behalten und sicherzustellen, dass jede neue Methode so angewendet wird, dass sie den Interessen des Patienten am besten dient.

Beteiligung des Krankenpflegers zur klinischen Forschung

Die klinische Forschung, die eine Reihe von Aktivitäten von Vorstudien bis hin zu klinischen Studien der Phase IV umfasst, ist das Herzstück des medizinischen Fortschritts. Sie ermöglicht es uns, Krankheiten zu verstehen, neue Behandlungsmethoden zu entwickeln und die Qualität der Pflege zu verbessern. In diesem Panorama spielt der Krankenpfleger mit seiner einzigartigen Nähe zum Patienten und seinem tiefen Verständnis für die Verwaltung der Gesundheitsversorgung eine entscheidende Rolle.

1. Der Krankenpfleger als Bindeglied zwischen dem Patienten und dem Forschungsteam :
Das zwischen dem Krankenpfleger und dem Patienten aufgebaute Vertrauensverhältnis erleichtert die Kommunikation. Der Krankenpfleger ist oft die erste Anlaufstelle für Patienten, die an klinischen Studien teilnehmen, beantwortet ihre Fragen, nimmt ihnen Ängste und stellt sicher, dass sie die Studie verstehen und ihre Einwilligung nach Aufklärung erteilen.

2. Verwaltung der klinischen Bewertungen :
Krankenpfleger sind häufig für die Datenerhebung im Rahmen klinischer Studien verantwortlich, sei es durch Blutentnahmen, Vitalmessungen, neurologische Beurteilungen oder andere relevante Tests.

3. Überwachung von Nebenwirkungen und Nebenreaktionen :
Der Krankenpfleger spielt eine entscheidende Rolle bei der Überwachung und Dokumentation von Nebenwirkungen der Studienbehandlungen. Diese sorgfältige Überwachung kann dazu beitragen, potenzielle Probleme frühzeitig zu erkennen und so die Sicherheit der Teilnehmer zu gewährleisten.

4. Aufklärung und Schulung :
Der Krankenpfleger hat häufig die Aufgabe, die Patienten

über den Ablauf der Prüfung, die einzuhaltenden Protokolle und die Bedeutung der Einhaltung der Vorschriften aufzuklären. Darüber hinaus kann es sein, dass der Krankenpfleger andere Mitarbeiter in den Besonderheiten der klinischen Prüfung schulen muss.

5. Multidisziplinäre Zusammenarbeit :
Durch die enge Zusammenarbeit mit Forschern, Ärzten, Apothekern und anderen Angehörigen der Gesundheitsberufe trägt der Krankenpfleger dazu bei, dass die Prüfung im Einklang mit ethischen und regulatorischen Standards durchgeführt wird.

6. Aktive Beteiligung am Forschungsdesign :
Aufgrund ihrer klinischen Erfahrung können Krankenpfleger bei der Gestaltung von Studien wertvolle Einblicke bieten, indem sie Methoden vorschlagen, die sowohl die Wissenschaft als auch die bestmögliche Patientenerfahrung berücksichtigen.

7. Förderung der klinischen Forschung :
Krankenpfleger können in der medizinischen Gemeinschaft und in der Öffentlichkeit als Fürsprecher der klinischen Forschung auftreten, indem sie das Bewusstsein für die Vorteile klinischer Studien schärfen und zur Teilnahme ermutigen.

Die Beteiligung von Krankenpflegern an der klinischen Forschung stärkt die Brücke zwischen klinischer Pflege und Forschung. Mit ihrem Gespür für die Bedürfnisse der Patienten und ihrem klinischen Fachwissen sind Krankenpfleger entscheidend dafür, dass die Forschung nicht nur wissenschaftlich fundiert, sondern auch ethisch vertretbar und patientenorientiert ist.

Die Zukunft der Neurochirurgie : Robotik, künstliche Intelligenz usw.

Die Neurochirurgie befindet sich, wie viele andere medizinische Disziplinen auch, in einem ständigen Wandel. Mit der technologischen Explosion der letzten Jahrzehnte stehen wir an der Schwelle zu einer Revolution in der Art und Weise, wie neurochirurgische Eingriffe durchgeführt und in Betracht gezogen werden. Fortschritte in den Bereichen Robotik, künstliche Intelligenz (KI) und neue Technologien versprechen präzisere, sicherere und effizientere Eingriffe.

1. Robotik in der Neurochirurgie :
Chirurgische Roboter, wie der berühmte da-Vinci-Roboter, haben bereits in mehreren chirurgischen Bereichen die Lage verändert. In der Neurochirurgie versprechen diese Roboter mikroskopische Präzision, wodurch das Risiko, gesundes Gewebe zu beschädigen, minimiert wird. Sie können so programmiert werden, dass sie sich wiederholende Aufgaben mit unübertroffener Genauigkeit ausführen, während der Chirurg den Eingriff in jeder Phase kontrollieren kann.

2. Künstliche Intelligenz und Neuroimaging :
Die KI hat das Potenzial, das Neuroimaging zu verändern. Ausgefeilte Algorithmen können dabei helfen, Anomalien schnell zu erkennen, das Risiko bestimmter Erkrankungen vorherzusagen oder sogar Chirurgen in Echtzeit während der Operation anzuleiten. Mithilfe des maschinellen Lernens können sich diese Systeme zudem durch die Analyse großer Datenmengen kontinuierlich verbessern.

3. Erweiterte Realität und virtuelle Realität :
Diese Technologien bieten Neurochirurgen eine dreidimensionale Visualisierung des Gehirns oder der Wirbelsäule des Patienten und ermöglichen so eine präzisere Operationsplanung. Während der Operation können die Chirurgen den Bereich, an dem sie operieren,

durch Überlagerung mit digitalen Bildern "sehen", was eine bessere Orientierung bietet und die Risiken verringert.

4. Nanotechnologie :

Mithilfe von Nanopartikeln könnten Medikamente direkt an bestimmte Bereiche des Gehirns abgegeben werden, wodurch eine gezielte Behandlung von Erkrankungen wie Hirntumoren ermöglicht wird. Dadurch könnten die mit der herkömmlichen Chemotherapie verbundenen Nebenwirkungen verringert werden.

5. Schnittstelle zwischen Gehirn und Maschine :

Diese Schnittstellen, die eine direkte Kommunikation zwischen dem Gehirn und einem externen Gerät ermöglichen, könnten die Behandlung von Rückenmarksverletzungen, neurodegenerativen Erkrankungen und anderen Leiden revolutionieren. Stellen Sie sich einen gelähmten Patienten vor, der ein Exoskelett mithilfe seiner Gedanken steuern kann!

6. Schulung und Ausbildung mithilfe von KI :

KI-gestützte Systeme können auch bei der Ausbildung zukünftiger Neurochirurgen eine Rolle spielen, indem sie realistische Simulationen und adaptive Lernszenarien bieten.

Die Zukunft der Neurochirurgie ist glänzend, mit einer Konvergenz von Technologien, die neue Wege zur Behandlung, Diagnose und Annäherung an neurologische Erkrankungen eröffnen. Mit diesen Fortschritten kommt jedoch auch die Notwendigkeit einer ständigen Weiterbildung, einer strengen Ethik und einer ständigen Berücksichtigung der Menschlichkeit hinter jeder Diagnose. Die Technologie mag sich weiterentwickeln, aber der Kern der Medizin bleibt das Wohl des Patienten.

Kapitel 16 :
PRÄVENTION UND PATIENTENBILDUNG

Präventive Bildung zur Verringerung das Risiko von neurologischen Erkrankungen

Präventive Aufklärung, die sich darauf konzentriert, die Öffentlichkeit für gesunde Verhaltensweisen zu sensibilisieren und proaktive Maßnahmen zu ergreifen, ist ein wirkungsvolles Instrument, um das Risiko neurologischer Erkrankungen zu senken. Die Prävention von Krankheiten, insbesondere von Krankheiten, die das Nervensystem betreffen, kann nicht nur die Lebensqualität verbessern, sondern auch die wirtschaftliche und emotionale Belastung für den Einzelnen, seine Familien und die Gesellschaft als Ganzes verringern.

1. Sensibilisierung für Kopfverletzungen :
Sowohl kleine als auch schwere Kopfverletzungen können langfristige Folgen für die neurologische Gesundheit haben. Die Aufklärung über die Bedeutung des Tragens von Helmen bei Risikosportarten und -aktivitäten sowie über Maßnahmen zur Verkehrssicherheit ist von entscheidender Bedeutung.

2. Förderung einer gesunden Ernährung :
Zahlreiche Studien haben gezeigt, dass das, was wir essen, unsere Gehirngesundheit beeinflussen kann. Eine ausgewogene Ernährung, die reich an Antioxidantien, Omega-3-Fettsäuren und wichtigen Nährstoffen ist, kann dazu beitragen, Erkrankungen wie Demenz und Alzheimer vorzubeugen.

3. Die Bedeutung von körperlicher Aktivität :
Regelmäßige Bewegung regt die Durchblutung an, was

dazu beitragen kann, Schlaganfälle und andere neurologische Erkrankungen zu verhindern. Außerdem wurde körperliche Aktivität mit einem geringeren Risiko für kognitiven Verfall in Verbindung gebracht.

4. Umgang mit Stress :

Chronischer Stress kann sich negativ auf das Gehirn auswirken. Die Aufklärung über Entspannungstechniken wie Meditation, Yoga und Tiefenatmung kann sich positiv auf die psychische und neurologische Gesundheit auswirken.

5. Vermeidung von schädlichen Substanzen :

Die Sensibilisierung für die Gefahren von übermäßigem Alkoholkonsum, Drogenkonsum und der Exposition gegenüber bestimmten Umweltgiften kann helfen, deren negative Auswirkungen auf das Nervensystem zu verhindern.

6. Regelmäßige Kontrolle des Blutdrucks und der Diabetes.

Diese beiden Faktoren stehen in engem Zusammenhang mit der neurologischen Gesundheit. Hoher Blutdruck und unkontrollierter Diabetes können die Blutgefäße im Gehirn schädigen und so das Risiko für Schlaganfälle und Demenz erhöhen.

7. Förderung von erholsamem Schlaf :

Ein qualitativ hochwertiger Schlaf ist für die Regeneration des Gehirns und die Festigung des Gedächtnisses von entscheidender Bedeutung. Die Aufklärung über die Bedeutung des Schlafs und über Methoden zur Verbesserung der Schlafqualität kann einen erheblichen Einfluss auf die Prävention neurologischer Erkrankungen haben.

8. Impfungen :

Einige Infektionen können zu neurologischen Komplikationen führen. Die Aufklärung über die Bedeutung der Impfung gegen Krankheiten wie Meningitis, Tollwut oder Japanische Enzephalitis ist daher von entscheidender Bedeutung.

9. Förderung der psychischen Gesundheit :
Zustände wie Depressionen, Angstzustände oder bipolare Störungen können neurologische Auswirkungen haben. Die Aufklärung der Öffentlichkeit über das Erkennen von Anzeichen und Symptomen sowie über die Bedeutung einer angemessenen Behandlung ist von entscheidender Bedeutung.

Präventive Bildung ist ein wirkungsvolles Mittel, um die Gesundheit und das Wohlbefinden der Bevölkerung zu fördern. Indem wir das Bewusstsein der Menschen schärfen und sie dazu befähigen, fundierte Entscheidungen über ihre Gesundheit zu treffen, können wir die Inzidenz von neurologischen und anderen Krankheiten verringern.

Bildungsstrategien zur Verbesserung postoperative Compliance

Die Sicherstellung der postoperativen Compliance der Patienten ist ein wesentlicher Faktor für die Optimierung der chirurgischen Ergebnisse und die Minimierung potenzieller Komplikationen. Die Compliance, d. h. die Einhaltung der medizinischen Empfehlungen, stellt aufgrund der Komplexität der Richtlinien, der Ängste oder falschen Vorstellungen der Patienten und verschiedener anderer Hindernisse oft eine Herausforderung dar. Die Patientenaufklärung ist daher eine Schlüsselstrategie zur Verbesserung dieser Compliance. Betrachten wir einige wirksame Aufklärungsstrategien.

1. Bewertung der individuellen Bedürfnisse :
Jeder Patient ist einzigartig. Ihre Bedürfnisse, Sorgen und ihren Wissensstand zu verstehen, ist der Ausgangspunkt. Verwenden Sie Fragebögen oder Interviews, um diese Elemente zu bewerten.

2. Verwendung von geeignetem Unterrichtsmaterial :
Zur Vermittlung von Informationen können Broschüren, Videos, anatomische Modelle und mobile Anwendungen verwendet werden. Achten Sie darauf, dass diese Materialien aktuell, klar und für den Patienten verständlich sind.

3. Individuelle und Gruppensitzungen zur Bildung :
Während Einzelsitzungen eine persönliche Zuwendung ermöglichen, können Gruppensitzungen Interaktion und Unterstützung unter Gleichaltrigen bieten.

4. Praktische Demonstrationen :
Zeigen Sie den Patienten z. B., wie man einen Einschnitt reinigt oder bestimmte physiotherapeutische Übungen durchführt. Das Sehen und Üben kann das Verständnis und das Vertrauen verbessern.

5. Einbeziehung von Familienmitgliedern und Betreuern :
Häufig sind es Familienmitglieder oder Betreuer, die den Patienten zu Hause unterstützen. Sie in den Erziehungsprozess einzubeziehen, kann die Compliance stärken.

6. Erinnerungen und Folgemaßnahmen :
Telefonanrufe, SMS oder Apps können verwendet werden, um Patienten an ihre Medikamente, Termine oder andere wichtige Richtlinien zu erinnern.

7. Stellen Sie schriftliche Informationen zur Verfügung :
Mündliche Anweisungen werden leicht vergessen. Das Bereitstellen einer schriftlichen Zusammenfassung der postoperativen Anweisungen kann den Patienten helfen, sich auf die Empfehlungen zu beziehen.

8. Fördern Sie ein Umfeld, in dem Fragen gestellt werden :
Ermutigen Sie die Patienten, Fragen zu stellen. Je besser sie ihre Situation verstehen, desto wahrscheinlicher ist es, dass sie sich an die Empfehlungen halten.

9. Nachsorgesitzungen :
Führen Sie Nachbereitungssitzungen durch, um die

postoperativen Richtlinien zu überprüfen, Zweifel zu klären und erwünschte Verhaltensweisen zu verstärken.

10. Feedback von Patienten :
Bitten Sie um Feedback zu den Unterrichtsmaterialien und Sitzungen, um die Ansätze weiter zu verbessern und zu verfeinern.

11. Verstärkung des Nutzens :
Erklären Sie dem Patienten deutlich, warum jede Richtlinie wichtig ist und wie sie zu seiner Genesung beiträgt.

12. Erstellen Sie eine Helpline :
Bieten Sie eine Helpline oder eine Möglichkeit für Patienten, zwischen den Terminen Fragen zu stellen oder Probleme zu melden. Das Wissen, dass sie kontinuierliche Unterstützung erhalten, kann die Compliance erhöhen.

Bildung ist ein mächtiges Instrument zur Verbesserung der postoperativen Compliance. Durch einen mehrdimensionalen, patientenzentrierten Ansatz und die Anpassung an individuelle Bedürfnisse können Angehörige der Gesundheitsberufe die Operationsergebnisse optimieren und sicherstellen, dass die Patienten nach der Operation die bestmögliche Versorgung erhalten.

Nutzung digitaler Werkzeuge für die Patientenbildung

In einer Welt, in der die Technologie eine immer dominantere Rolle spielt, wird die Nutzung digitaler Tools für die Patientenaufklärung nicht nur relevant, sondern unerlässlich. Diese Werkzeuge bieten eine Vielzahl von Möglichkeiten, um das Verständnis, die Compliance und das Engagement der Patienten zu verbessern.

1. Spezielle mobile Anwendungen :
Viele Apps wurden speziell dafür entwickelt, medizinische Informationen zu liefern, den Fortschritt des Patienten zu verfolgen, an Medikamente oder Termine zu erinnern und

Ratschläge für den Umgang mit bestimmten Erkrankungen zu geben. Diese Apps können auf die spezifischen Bedürfnisse des jeweiligen Patienten zugeschnitten werden.

2. Online-Lernplattformen :

Es gibt spezielle Plattformen, auf denen Patienten Lernmodule und Erklärvideos verfolgen und an Diskussionsforen teilnehmen können. Diese Plattformen bieten ein interaktives Lernerlebnis.

3. Virtuelle und erweiterte Realität :

Diese immersiven Technologien können Patienten dabei helfen, komplexe Prozesse zu visualisieren, ihre Anatomie zu verstehen oder die Funktionsweise einer Behandlung zu begreifen. Beispielsweise können sie eine Operation visualisieren oder den Prozess der Reparatur eines Knochenbruchs verstehen.

4. Patientenportale :

Sichere Portale, in denen Patienten auf ihre Krankenakten zugreifen, Termine vereinbaren, Fragen stellen und Antworten von ihrem medizinischen Team erhalten oder ihre Fortschritte verfolgen können.

5. Webinare und Online-Sitzungen :

Mithilfe von Videokonferenzplattformen ist es möglich, Aufklärungssitzungen für große Patientengruppen zu organisieren, bei denen die Patienten mit medizinischem Fachpersonal interagieren und in Echtzeit Fragen stellen können.

6. Medizinische Chatbots :

Chatbots, die so programmiert sind, dass sie Antworten auf häufige medizinische Fragen geben, Patienten überweisen oder sogar eine erste Diagnose auf der Grundlage der beschriebenen Symptome stellen.

7. Lernvideos :

Videos, die über YouTube oder andere Plattformen zugänglich sind, können Konzepte, Verfahren oder Ratschläge für Patienten veranschaulichen. Sie bieten eine visuelle Lernmethode, die einnehmender sein kann.

8. Tools zur Selbstbewertung :
Online-Fragebögen oder Quizfragen, mit denen Patienten ihr Wissen bewerten, das Gelernte festigen und Bereiche identifizieren können, in denen sie möglicherweise weitere Aufklärung benötigen.

9. Erinnerungen und Benachrichtigungen :
Push-Benachrichtigungen oder SMS können Patienten an wichtige Informationen, Termine oder einzunehmende Medikamente erinnern.

10. Soziale Netzwerke :
Patientengruppen auf Plattformen wie Facebook oder LinkedIn können Raum bieten, um Erfahrungen auszutauschen, Fragen zu stellen und Informationen zu erhalten.

Die Integration digitaler Tools in die Patientenaufklärung ersetzt die menschliche Interaktion nicht, sondern ergänzt und bereichert sie. Mit dem ständigen Aufkommen neuer Technologien und der Fähigkeit, diese Werkzeuge an die Bedürfnisse der Patienten anzupassen, steht den Angehörigen der Gesundheitsberufe ein wachsendes Arsenal zur Verfügung, um die Patientenaufklärung und das Engagement der Patienten zu optimieren. Wenn diese Instrumente sinnvoll eingesetzt werden, haben sie das Potenzial, die Behandlung und die Ergebnisse für die Patienten deutlich zu verbessern.

Kapitel 17 :
NOSOKOMIALE INFEKTIONEN
IN DER NEUROCHIRURGIE

Infektionsquellen verstehen

Infektionen werden durch Krankheitserreger wie Bakterien, Viren, Pilze und Parasiten verursacht. Um Infektionen wirksam vorzubeugen, insbesondere in einem medizinischen Umfeld, ist es von entscheidender Bedeutung, ihre Quellen und Übertragungswege zu verstehen. Lassen Sie uns gemeinsam in diese mikroskopische Welt eintauchen.

1. Bakterien :
Diese einzelligen Mikroorganismen können in fast jeder Umgebung leben, vom Grund des Ozeans bis zum Inneren des menschlichen Körpers. Viele sind für uns nützlich, einige können aber auch Krankheiten verursachen, z. B. Staphylococcus aureus, der Hautinfektionen verursacht, oder der Koch'sche Bazillus, der die Tuberkulose auslöst.

2. Viren:
Viren sind kleiner als Bakterien und können sich nur in den Zellen anderer Organismen vermehren. Das können Tiere, Pflanzen oder Menschen sein. Beispiele sind das HI-Virus, das Grippevirus und das SARS-CoV-2, das für COVID-19 verantwortlich ist.

3. Pilze:
Obwohl sie für den Abbau von organischem Material unerlässlich sind, können einige Pilze Infektionen verursachen, z. B. auf der Haut, wie Pilzinfektionen, oder in der Lunge, wie die Pneumocystis-Pneumonie.

4. Parasiten:
Diese Organismen leben und ernähren sich von anderen

Lebewesen. Häufige parasitäre Krankheiten sind u. a. Malaria, Giardiasis oder Toxoplasmose.

Infektionsquellen :

Direkter Kontakt: Krankheitserreger können durch Körperkontakt übertragen werden, z. B. durch Händeschütteln, Küssen oder Beißen.

Tröpfchenübertragung: Beim Husten und Niesen werden Tröpfchen mit Krankheitserregern freigesetzt, die andere Menschen infizieren können, wenn sie diese Tröpfchen einatmen.

Lebensmittel und Wasser: Das Essen oder Trinken von verunreinigten Produkten kann zu Infektionen führen. Beispiele: Salmonellen, Hepatitis A.

Kontakt mit einer infizierten Oberfläche: Das Berühren einer kontaminierten Oberfläche und das anschließende Berühren von Mund, Augen oder Nase kann zu einer Infektion führen.

Vektorübertragung: Einige Krankheitserreger werden von Insekten übertragen. Die Mücke ist z. B. der Überträger der Malaria.

Übertragung durch Tiere: Tiere können Krankheitserreger in sich tragen, die Menschen infizieren können, z. B. das Tollwutvirus.

Übertragung über die Luft: In seltenen Fällen können Krankheitserreger über die Luft verbreitet und eingeatmet werden. Auf diese Weise kann sich die Tuberkulose verbreiten.

Prävention :

Persönliche Hygiene: Regelmäßiges Händewaschen ist wichtig.

Impfung: Eine vorbeugende Methode gegen bestimmte Infektionen.

Lebensmittelsicherheit: Richtig kochen und Kreuzkontamination vermeiden.

Schutz vor Mücken: Verwendung von Moskitonetzen oder Repellentien.

Tragen von Schutzausrüstung: Im medizinischen Bereich kann das Tragen von Masken, Handschuhen und Kitteln die Ausbreitung verringern.

Das Verständnis der Infektionsquellen ist der erste Schritt, um ihre Ausbreitung zu verhindern. Im medizinischen Bereich ist dieses Verständnis der Grundstein für eine wirksame Prävention und eine schnelle Reaktion auf den Ausbruch einer Infektionskrankheit.

Präventionsprotokolle und Intervention

In der Welt der Medizin sind Prävention und Intervention zwei Seiten derselben Medaille. Die Prävention soll das Eintreten eines unerwünschten Ereignisses verhindern, während die Intervention ein schnelles und effektives Handeln im Falle eines unvorhergesehenen Ereignisses ermöglicht. Es werden Protokolle erstellt, um sicherzustellen, dass jeder Schritt konsequent ausgeführt wird, wodurch Risiken verringert und die Sicherheit maximiert werden.

Prävention :
1. Handhygiene :
   Systematisches Händewaschen vor und nach jedem Patientenkontakt mit Wasser und Seife oder einer hydroalkoholischen Lösung.
   Regelmäßige Schulung der Mitarbeiter in geeigneten Techniken.
2. Verwendung von persönlicher Schutzausrüstung (PSA) :
   Auswahl der PSA je nach Eingriff: Handschuhe, Masken, Schutzbrillen, Kittel usw.
   Schulung zum korrekten Anlegen, Ablegen und Entsorgen der PSA.

3. Umgang mit medizinischen Abfällen :
   - Angemessene Klassifizierung, Entsorgung und Desinfektion von Abfällen.
   - Schulung des Personals im sicheren Umgang mit Abfall.
4. Impfung :
   - Stellen Sie sicher, dass die Mitarbeiter über einen aktuellen Impfschutz verfügen, einschließlich Hepatitis B, Grippe und anderen relevanten Krankheiten.
   - Beratung zur Impfung von Patienten, falls zutreffend.
5. Weiterbildung :
   - Regelmäßige Fortbildungs- und Auffrischungssitzungen für das Personal zu den neuesten Empfehlungen und Techniken.

Intervention :
1. Schnelle Identifikation :
   - Protokolle, um die Anzeichen und Symptome einer Infektion oder einer anderen Komplikation schnell zu erkennen.
   - Triage-Tools zur Priorisierung von Interventionen.
2. Isolation :
   - Einrichtung von Isolationszonen für Patienten mit Symptomen hochansteckender Infektionen.
   - Schulung des Personals bei der Aufnahme, Betreuung und Entlassung von Patienten in Isolationshaft.
3. Behandlung :
   - Klar definierte Medikamentenprotokolle je nach Diagnose.
   - Multidisziplinärer Ansatz mit Zusammenarbeit verschiedener Spezialisten, wenn nötig.
4. Ausschreibung :
   - Meldung von nosokomialen Infektionen oder Ausbrüchen an die Verwaltung und die Gesundheitsbehörden, falls erforderlich.
   - Nachverfolgungssysteme, um die zugrunde liegenden Ursachen zu ermitteln und Wiederholungen zu verhindern.

5. Überprüfung und Verbesserung :
   Regelmäßige Auswertung von Vorfällen und
   Interventionen, um die Protokolle zu verbessern.
   Feedback und Austausch der gelernten Lektionen mit
   allen Mitarbeitern.

Die strikte Umsetzung von Präventions- und
Interventionsprotokollen ist entscheidend, um die
Sicherheit von Patienten und Personal zu gewährleisten.
Diese Protokolle erfordern eine regelmäßige Aktualisierung
auf der Grundlage der neuesten Forschungsergebnisse
und eine kontinuierliche Fortbildung, um sicherzustellen,
dass jedes Teammitglied für die bestmögliche Pflege
gerüstet ist.

Die entscheidende Rolle des Krankenpflegers bei der Verhütung von Infektionen

Die Infektionsprävention ist einer der Eckpfeiler der
Krankenpflegerpraxis. Über die reine medizinische
Versorgung hinaus spielt der Krankenpfleger eine
grundlegende Rolle bei der Gewährleistung der Sicherheit
und des Wohlergehens der Patienten. In der
Neurochirurgie, wo Patienten aufgrund invasiver Eingriffe
besonders anfällig für Infektionen sein können, ist die Rolle
des Krankenpflegers umso wichtiger.

1. Die erste Verteidigungslinie :
Der Krankenpfleger ist häufig die erste medizinische
Fachkraft, die direkt mit dem Patienten interagiert, was ihn
zu einem Wächter bei der Früherkennung von Anzeichen
einer Infektion macht. Schon eine einfache körperliche
Untersuchung, die Beobachtung der Haut, von Wunden
oder die Messung der Temperatur können auf eine
mögliche Infektion hinweisen.

2. Die einwandfreie Hygiene :

Die Bedeutung des Händewaschens darf nicht unterschätzt werden. Durch diese einfache Maßnahme verringert der Krankenpfleger das Risiko der Übertragung von Krankheitserregern erheblich. Darüber hinaus motiviert er durch seine Vorbildfunktion auch Patienten, deren Angehörige und andere Mitglieder des medizinischen Teams zu einer strikten Hygiene.

3. Umgang mit Wunden :

Bei neurochirurgischen Eingriffen kann es zu großen Wunden kommen. Der Krankenpfleger sorgt dafür, dass sie gereinigt und keimfrei sind, und achtet auf Anzeichen einer Infektion. Sie sorgt auch für die ordnungsgemäße Verabreichung prophylaktischer Antibiotika, wenn dies erforderlich ist.

4. Die Aufklärung des Patienten und seiner Familie :

Indem der Krankenpfleger den Patienten und seine Angehörigen über die Anzeichen einer Infektion und über vorbeugende Maßnahmen informiert, schafft er eine Allianz, um die Wachsamkeit zu erhöhen. Diese Aufklärung ermöglicht eine schnelle Erkennung und Behandlung, wenn sich eine Infektion entwickelt.

5. Zusammenarbeit mit dem medizinischen Team :

Der Krankenpfleger ist das Bindeglied zwischen dem Patienten und dem Rest des medizinischen Teams. Indem er alle Anzeichen einer Infektion oder ein erkanntes Risiko wirksam kommuniziert, erleichtert er ein schnelles und angemessenes Eingreifen.

6. Die Kontrolle über medizinische Geräte :

Katheter, Drainagen, Sonden und andere Geräte können Eintrittspforten für Infektionen sein. Der Krankenpfleger achtet auf ihre aseptische Handhabung, ihre Pflege und ihren Austausch unter Einhaltung der festgelegten Protokolle.

7. Die Beteiligung an der Entwicklung von Protokollen :

Mit ihrer Erfahrung am Krankenbett sind Krankenpfleger oft am besten in der Lage, Verbesserungen oder Anpassungen bestehender Protokolle zur Infektionsprävention zu empfehlen.

8. Ständige Weiterbildung :

Der Krankenpfleger ist verpflichtet, sich über die neuesten Erkenntnisse und Empfehlungen zur Infektionsprävention auf dem Laufenden zu halten. Dies ermöglicht es ihm, seine Praxis anzupassen und seine Rolle als Beschützer des Patienten zu stärken.

Krankenpfleger sind keineswegs nur Befehlsempfänger, sondern wichtige Akteure bei der Infektionsprävention, insbesondere in der Neurochirurgie. Ihre proaktive Rolle, ihr Fachwissen und ihre Nähe zu den Patienten machen sie zu einer tragenden Säule der Sicherheit und Qualität der Pflege.

Kapitel 18 :
ETHIK AM LEBENSENDE
IN DER NEUROCHIRURGIE

Entscheidungsfindung am Lebensende für neurochirurgische Patienten

Die Entscheidungsfindung am Lebensende für neurochirurgische Patienten ist eine emotionale und ethische Reise, die mit einer Vielzahl medizinischer, persönlicher und gesellschaftlicher Erwägungen verwoben ist. Diese Komplexität wird durch die Einzigartigkeit und Rätselhaftigkeit des Gehirns noch verstärkt, dem Organ, das unsere Identität, unsere Erinnerungen und unsere Wünsche prägt und das sich als das Herzstück neurochirurgischer Eingriffe erweist.

Patienten, die mit schweren neurochirurgischen Erkrankungen konfrontiert sind, seien es aggressive Hirntumore, traumatische Verletzungen oder fortgeschrittene neurodegenerative Erkrankungen, können vor herzzerreißenden Entscheidungen stehen. Wenn Krankheiten das Gehirn verändern, stellen sie oft nicht nur die Lebensfähigkeit, sondern auch die Qualität des Lebens, den Sinn des Daseins und das Wesen dessen, was uns zu Menschen macht, in Frage.

Diese Entscheidungen werden nicht leichtfertig getroffen und erfordern einen ganzheitlichen, auf den Patienten ausgerichteten Ansatz. Neurochirurgen verfügen zwar über technisches Fachwissen, erkennen aber, wie wichtig es ist, den Patienten, die Familie und oft auch ein multidisziplinäres Team in den Entscheidungsprozess einzubeziehen. Diese Teams können Neurologen, spezialisierte Krankenpfleger, Psychologen, Seelsorger und Sozialarbeiter umfassen, die alle gemeinsam durch diese stürmischen Gewässer navigieren.

Die behandelten Fragen sind tiefgreifend: Wann ist es angebracht, den Entzug der lebenserhaltenden Maßnahmen in Betracht zu ziehen? Welche Rolle spielt die Patientenverfügung und wie kann sichergestellt werden, dass sie die Wünsche des Patienten wahrheitsgetreu widerspiegelt?

Wie kann man mit Schmerzen und Unbehagen umgehen und gleichzeitig den Willen des Patienten respektieren? Und wie kann man Patienten und Familien über die Medikalisierung hinaus helfen, in diesen dunkelsten Momenten einen Sinn, einen Abschluss oder sogar Hoffnung zu finden?

Eine weitere Herausforderung besteht darin, kulturelle und spirituelle Überzeugungen zu respektieren, da diese die Entscheidungen am Lebensende tiefgreifend beeinflussen können. Eine offene, einfühlsame und respektvolle Kommunikation ist daher von entscheidender Bedeutung, um Vertrauen aufzubauen und die Wünsche des Patienten und seiner Familie zu verstehen und zu würdigen.

Die Entscheidungsfindung am Lebensende bei neurochirurgischen Patienten geht weit über die reine Medizin hinaus. Es ist eine Erkundung der Tiefen der Menschheit, der Werte und Überzeugungen. Es ist eine Erinnerung daran, dass selbst in den dunkelsten Momenten jede Entscheidung, jede Handlung von Mitgefühl, Respekt und Integrität geleitet sein muss.

Die Rolle des Krankenpflegers in der Palliativmedizin in der Neurochirurgie

Die Palliativpflege, die sich eher auf die Schmerzlinderung und das Wohlbefinden des Patienten als auf die Heilung konzentriert, ist in der Neurochirurgie von größter Bedeutung. In diesem Zusammenhang spielt der Krankenpfleger eine zentrale Rolle. Während der Neurochirurg sich auf spezifische Eingriffe am Gehirn oder Rückenmark konzentriert, sorgt der Krankenpfleger für eine umfassende, ganzheitliche und kontinuierliche Betreuung des Patienten, sowohl auf körperlicher als auch auf emotionaler Ebene.

Sobald die Diagnose gestellt wird, ist der Krankenpfleger oft die erste Person, an die sich Patienten und ihre Familien wenden, um Antworten, Unterstützung und Orientierung zu erhalten. Er ist der Hüter ihres Wohlergehens und sorgt dafür, dass ihre Symptome effektiv gehandhabt werden und sie klare und verständliche Informationen erhalten.

Auf der körperlichen Ebene ist der Krankenpfleger in der Neurochirurgie auf die Schmerzbehandlung spezialisiert, die bei diesen Patienten besonders komplex sein kann. Dies kann eine Kombination aus Medikamenten, Entspannungstechniken und anderen Maßnahmen beinhalten, um das Wohlbefinden des Patienten zu gewährleisten.

Die Rolle des Krankenpflegers geht jedoch weit über die körperlichen Aspekte hinaus. Die Art der neurochirurgischen Erkrankungen kann oftmals tiefgreifende emotionale und psychologische Folgen haben. Patienten können mit kognitiven Defiziten oder Persönlichkeitsveränderungen konfrontiert sein, oder sie trauern um ihr altes Leben. Der Krankenpfleger ist da, um sie durch diese Herausforderungen zu unterstützen und bietet ein offenes Ohr, eine Schulter zum Ausweinen und Ratschläge, wie man durch diese unruhigen Gewässer navigiert.

Der Krankenpfleger arbeitet auch eng mit einem Palliativteam zusammen, das sich aus anderen Gesundheitsfachkräften zusammensetzt, um einen auf den jeweiligen Patienten zugeschnittenen Betreuungsplan zu erstellen. Dies kann Sitzungen mit Psychologen, Seelsorgern, Sozialarbeitern und anderen Therapeuten umfassen, um eine umfassende Betreuung zu gewährleisten.

Darüber hinaus ist der Krankenpfleger eine unterstützende Säule für die Familie des Patienten. In schwierigen Zeiten kann sich die Familie angesichts der Krankheit ihres Angehörigen verloren, überfordert oder hilflos fühlen. Der Krankenpfleger führt sie durch den Prozess, hilft ihnen zu verstehen, was sie zu erwarten haben, und unterstützt sie in ihrem eigenen Trauerprozess.

Der Krankenpfleger in der Neurochirurgie, der in der Palliativmedizin tätig ist, ist weit mehr als nur ein Anbieter medizinischer Versorgung. Er ist das schlagende Herz des Pflegeteams und bringt Menschlichkeit, Mitgefühl und Fachwissen in eine Situation ein, die sonst unüberwindbar erscheinen könnte. In den dunkelsten Momenten erinnert der Krankenpfleger alle daran, dass jeder Tag, jeder Augenblick wertvoll ist und es verdient, nach bestem Wissen und Gewissen gelebt zu werden.

Sensible Kommunikation mit Familien

Die Kommunikation mit den Familien von neurochirurgischen Patienten ist von grundlegender

Bedeutung. Sie muss von besonderer Sensibilität und Empathie geprägt sein, da diese Familien mit oft komplexen, manchmal beängstigenden und immer emotional belastenden Realitäten konfrontiert sind. Der Krankenpfleger als wichtige Brücke zwischen dem Patienten, dem medizinischen Team und den Angehörigen ist ideal positioniert, um diese Kommunikationsrolle zu übernehmen.

Zunächst einmal ist es entscheidend zu erkennen, dass jede Familie einzigartig ist. Jedes Mitglied hat seine eigenen Gefühle, Ängste, Hoffnungen und Sorgen. Diese Dynamik zu verstehen, ermöglicht es dem Krankenpfleger, sich anzupassen und seine Kommunikation zu personalisieren. Dies erfordert ein aktives Zuhören, bei dem der Krankenpfleger voll und ganz präsent ist, ohne zu urteilen, um die Bedürfnisse der Familie zu hören und zu verstehen.

Auch die Wortwahl ist entscheidend. Medizinische Begriffe sind dem Krankenpfleger zwar vertraut, für die Familie können sie jedoch fremd und einschüchternd sein. Sie sollten vereinfacht werden, ohne die Informationen zu verharmlosen oder abzuwerten, um die Botschaft klar und verständlich zu machen. Metaphern und Analogien können oft helfen, komplizierte Konzepte zu verdeutlichen.

Es ist auch von grundlegender Bedeutung, zum Fragen zu ermutigen. Familien zögern möglicherweise, Fragen zu stellen, weil sie befürchten, unwissend zu erscheinen oder das medizinische Personal zu belästigen. Indem der Krankenpfleger eine einladende Umgebung schafft und Fragen offen zulässt, kann er diese Ängste zerstreuen und dafür sorgen, dass sich die Familie informiert und unterstützt fühlt.

Aber neben den Worten spielt die nonverbale Kommunikation eine ebenso wichtige Rolle. Eine einfache, beruhigende Berührung, ein Blickkontakt oder ein geduldiges Zuhören können genauso viel oder sogar mehr vermitteln als Worte. Diese Gesten zeigen der Familie, dass sie wertgeschätzt und beachtet wird.

Es ist auch wesentlich, die Entscheidungen der Familie anzuerkennen und zu respektieren, auch wenn sie von den medizinischen Meinungen oder Empfehlungen abweichen. Die Autonomie und die Achtung der Würde jedes Einzelnen müssen im Mittelpunkt der Praxis des Krankenpflegers stehen.

Schließlich muss die Bedeutung der emotionalen Unterstützung anerkannt werden. Die Familien von neurochirurgischen Patienten können eine Reihe von Emotionen erleben, die von Angst über Wut bis hin zu Verleugnung oder Schuldgefühlen reichen. Der Krankenpfleger ist aufgrund seiner Erfahrung und Ausbildung in der Lage, emotionale Unterstützung zu leisten, sei es, indem er eine Schulter zum Ausweinen anbietet, Ressourcen zur Verfügung stellt oder einfach nur da ist.

Die einfühlsame Kommunikation mit Familien ist eine schwierige Kunst, die Geduld, Einfühlungsvermögen und Kompetenz erfordert. Wenn sie jedoch richtig durchgeführt wird, kann sie einen tiefgreifenden Unterschied in der Erfahrung der Familie bewirken und eine potenziell traumatische Zeit in einen Weg der Heilung und Hoffnung verwandeln.

Kapitel 19 :
DIE AUSWIRKUNGEN DER TELEMEDIZIN IN DER NEUROCHIRURGIE

Verwendung der Technologie für Fernkonsultationen

In einer zunehmend vernetzten Welt hat der technologische Fortschritt beispiellose Möglichkeiten für die medizinische Versorgung geschaffen. Eine der bemerkenswertesten Innovationen der letzten Jahre ist die Möglichkeit, mithilfe verschiedener technischer Hilfsmittel Konsultationen aus der Ferne durchzuführen. Diese Art der Konsultation, die manchmal auch als Telemedizin bezeichnet wird, ermöglicht es, den Zugang zur Gesundheitsversorgung zu verbessern, die Kosten zu senken und spezialisierte Dienstleistungen auch in abgelegenen Gebieten anzubieten.

Die Magie der Verbindung
Durch die Nutzung sicherer Videokonferenzplattformen können sich Krankenpfleger und Patient sehen und in Echtzeit miteinander kommunizieren, trotz der Entfernung, die zwischen ihnen liegt. Dabei handelt es sich nicht nur um ein Audiogespräch: Über das Visuelle können klinische Anzeichen beobachtet, der emotionale Zustand des Patienten eingeschätzt und eine tiefere Verbindung hergestellt werden. Darüber hinaus können vernetzte Geräte während der Konsultation Vitaldaten wie Blutdruck oder Herzfrequenz direkt an den Krankenpfleger übermitteln.

Gleicher Zugang zur Gesundheitsversorgung
Die Telemedizin durchbricht geografische Barrieren. Für Patienten, die in ländlichen oder abgelegenen Gebieten

leben oder Schwierigkeiten haben, sich fortzubewegen, ist die Möglichkeit einer Fernkonsultation ein wahrer Segen. So können sie Zugang zu spezialisierten Behandlungen, wie sie z. B. in der Neurochirurgie angeboten werden, erhalten, ohne lange Strecken reisen zu müssen.

Zeitersparnis und Kostensenkung

Fernkonsultationen verringern die Notwendigkeit von Reisen, was für Patienten und Gesundheitspersonal Zeitersparnis bedeutet. Sie können auch dazu beitragen, die Kosten zu senken, die mit Reisen, Unterbringung oder sogar persönlichen Konsultationen verbunden sind.

Notwendige Vorsichtsmaßnahmen

Die Telemedizin ist jedoch nicht frei von Herausforderungen. Es ist von entscheidender Bedeutung, die Vertraulichkeit und Sicherheit der Patientendaten zu gewährleisten. Die verwendeten Plattformen müssen den geltenden Datenschutzbestimmungen entsprechen. Darüber hinaus ist es wichtig, dass Krankenpfleger angemessen für die Nutzung dieser Technologien geschult werden und dass ein Notfallplan für den Fall eines technologischen Versagens vorhanden ist.

Auf dem Weg in eine vernetzte Zukunft

Fernkonsultationen sind wahrscheinlich die Zukunft vieler medizinischer Fachgebiete, darunter auch der Neurochirurgie. Da sich die Technologie weiterentwickelt und neue Innovationen entstehen, ist es von entscheidender Bedeutung, dass die Angehörigen der Gesundheitsberufe, insbesondere Krankenpfleger, bei diesen Veränderungen an vorderster Front bleiben. Die Technologie zu umarmen und gleichzeitig den menschlichen Aspekt der Pflege zu bewahren, ist die Herausforderung, die die Telemedizin bietet. Und angesichts dieser Herausforderung kann der Krankenpfleger aufgrund seiner zentralen Rolle in der Patientenversorgung nur gewinnen.

Postoperative Überwachung über digitale Plattformen

Das Aufkommen digitaler Technologien hat die Patientenversorgung revolutioniert und bietet neue Methoden zur Überwachung des postoperativen Zustands. Digitale Plattformen bieten nun die Möglichkeit, Patienten auch aus der Ferne in Echtzeit zu überwachen und so eine kontinuierliche Versorgung, eine bessere Nachsorge und eine Optimierung der postoperativen Ergebnisse zu gewährleisten.

Angemessene Betreuung in Echtzeit
Mithilfe von vernetzten Geräten und speziellen Apps können die Vitalparameter des Patienten wie Herzfrequenz, Blutdruck oder Temperatur kontinuierlich überwacht und an eine zentrale Plattform übermittelt werden. Die Krankenpfleger sowie das gesamte Pflegeteam können in Echtzeit auf diese Daten zugreifen, sodass bei Anomalien oder Komplikationen schnell eingegriffen werden kann.

Die Bedeutung der Selbstüberwachung
Diese Plattformen bieten den Patienten auch die Möglichkeit, sich aktiv an ihrer eigenen Nachsorge zu beteiligen. Sie können Daten wie Schmerzen und postoperative Symptome eingeben oder sogar Fotos der Operationswunde teilen. Diese Selbstüberwachung stärkt die Bindung zwischen Patient und Pfleger und fördert eine kollaborative Pflege.

Warnungen bei Komplikationen
Einer der größten Vorteile digitaler Plattformen ist die Möglichkeit, automatisierte Warnmeldungen einzurichten. Wenn ein Parameter die voreingestellten Grenzwerte verlässt oder ein Patient ein besorgniserregendes Symptom meldet, wird das medizinische Team sofort benachrichtigt, was eine schnelle Behandlung ermöglicht.

Sicherheit und Datenschutz an erster Stelle

Wie bei jeder Technologie im Gesundheitsbereich ist die Datensicherheit von größter Bedeutung. Die Plattformen müssen die Vertraulichkeit der Informationen gewährleisten und gleichzeitig eine zuverlässige Datenübertragung sicherstellen. Die oftmals strengen Vorschriften bilden den Rahmen für diese Geräte, um sowohl den Patienten als auch den Angehörigen der Gesundheitsberufe zu schützen.

Eine Zukunft, die auf Fernüberwachung ausgerichtet ist

Die postoperative Überwachung über digitale Plattformen wird sich in den kommenden Jahren noch weiter entwickeln. Sie bietet eine geeignete Antwort auf die aktuellen Herausforderungen im Gesundheitswesen, wo die Optimierung von Ressourcen und die Fernbetreuung immer wichtiger werden. Es muss jedoch unbedingt daran erinnert werden, dass diese Technologien, so fortschrittlich sie auch sein mögen, das klinische Urteilsvermögen und die Fachkenntnisse der Pflegekräfte nicht ersetzen. Sie sind dazu da, diese zu ergänzen, zu verstärken und letztendlich die bestmögliche Betreuung für jeden Patienten zu gewährleisten.

Implikationen für den Krankenpfleger : Vorteile, Herausforderungen und erforderliche Ausbildung

Mit dem Aufkommen digitaler Plattformen in der Neurochirurgie stehen Krankenpfleger an vorderster Front dieser Entwicklung und spielen eine zentrale Rolle bei der Integration dieser Instrumente in den Behandlungsablauf. Diese neuen Verantwortlichkeiten bieten zwar zahlreiche Vorteile, bringen aber auch Herausforderungen mit sich und erfordern eine entsprechende Ausbildung.

Vorteile :

Kontinuität der Pflege: Dank der Echtzeitüberwachung kann das Krankenpflegepersonal die Kontinuität der postoperativen Pflege sicherstellen, selbst wenn sich der Patient außerhalb der Einrichtung befindet.

Zeitoptimierung: Digitale Plattformen ermöglichen eine Zentralisierung von Informationen und erleichtern so die Nachverfolgung von Patienten und die Früherkennung von Komplikationen.

Verbesserte Kommunikation: Die Plattformen fördern eine reibungslose Kommunikation zwischen den verschiedenen Gesundheitsfachkräften und mit den Patienten selbst.

Stärkung der Rolle des Krankenpflegers: Dank dieser Tools wird der Krankenpfleger zu einem Hauptakteur des Telemonitorings und stärkt damit seine zentrale Rolle in der postoperativen Nachsorge.

Herausforderungen :

Vertraulichkeit der Daten : Angesichts des ständigen Austauschs medizinischer Informationen müssen Krankenpfleger besonders auf den Datenschutz achten.

Technologieabhängigkeit: Digitale Plattformen sind zwar wertvolle Hilfsmittel, können aber auch versagen. Daher ist es entscheidend, sich nicht blind auf sie zu verlassen und eine klinische Wachsamkeit aufrechtzuerhalten.

Widerstand gegen Veränderungen : Die Einführung neuer Instrumente kann auf Widerstand stoßen, sowohl bei Patienten als auch bei Pflegekräften.

Verwaltung von Warnmeldungen : Die Vervielfältigung von Daten kann zu einer großen Anzahl von Warnungen führen, von denen sich einige als irrelevant erweisen können.

Erforderliche Ausbildung :

Beherrschung der digitalen Werkzeuge: Krankenpfleger müssen im Umgang mit den Plattformen geschult werden, von der Schnittstelle bis zur Datenverwaltung.

Schulungen zur Cybersicherheit: Es ist entscheidend, dass Krankenpfleger ein Bewusstsein für Fragen der Datensicherheit entwickeln und die Protokolle kennen, die im Falle einer Datenpanne zu befolgen sind.

Patientenzentrierter Ansatz : Über die Technologie hinaus ist es entscheidend, dass der Krankenpfleger patientenzentriert bleibt und das Telemonitoring an die individuelle Situation anpasst.

Laufende Aktualisierung: Der Bereich der digitalen Gesundheit entwickelt sich schnell weiter. Regelmäßige Schulungen und Wissensaktualisierungen sind notwendig, um in diesem Fachgebiet auf dem neuesten Stand zu bleiben.

Digitale Plattformen in der Neurochirurgie eröffnen neue, aufregende Möglichkeiten, erfordern aber auch eine Veränderung der Fähigkeiten und der beruflichen Praxis des Krankenpflegers. Die Pflegekräfte, die im Zentrum dieser Revolution stehen, können nur gewinnen, wenn sie diese Veränderungen annehmen und gleichzeitig ihrer Hauptaufgabe treu bleiben: das Wohlergehen und die Sicherheit der Patienten zu gewährleisten.

Kapitel 20 :
VERWALTUNG VON ZUGANGSWEGEN UND IMPLANTIERBARE GERÄTE

Externe ventrikuläre Drainagen, Medikamentenpumpen, Schrittmacher

In der Neurochirurgie werden häufig verschiedene medizinische Geräte eingesetzt, um die Lebensqualität der Patienten zu verbessern, bestimmte Krankheiten zu behandeln oder Komplikationen vorzubeugen. Unter diesen zeichnen sich externe ventrikuläre Drainagen (EVDs), Medikamentenpumpen und Schrittmacher durch ihre Technizität und ihre zentrale Bedeutung aus. Im Folgenden soll näher auf die Rolle dieser Hilfsmittel, ihre Indikationen und die Art und Weise, wie Krankenpfleger mit ihnen umgehen, eingegangen werden.

1. Externe ventrikuläre Drainagen (EVD) :
    Hauptfunktion: EVDs werden verwendet, um überschüssige Gehirnflüssigkeit (Liquor) aus dem Gehirn in einen externen Beutel abzuleiten, häufig bei Hydrocephalus oder nach einer Operation.
    Indikationen: Sie werden routinemäßig bei erhöhtem intrakraniellen Druck, Blutungen oder Infektionen indiziert.
    Rolle des Krankenpflegers: Überwachung der Durchflussrate, Vermeidung von Infektionen, Umgang mit Komplikationen wie Verstopfung der Drainage oder Blutungen und Aufklärung des Patienten und seiner Familie über die Anwendung der Drainage.
2. Medikamentenpumpen :
    Hauptfunktion: Diese Geräte geben Medikamente direkt in den Zielbereich, z. B. das Rückenmark, ab

und bieten so eine gezielte Linderung und weniger Nebenwirkungen.

Indikationen: Wird häufig zur Verabreichung von krampflösenden Mitteln, Analgetika oder Chemotherapeutika verwendet.

Rolle des Krankenpflegers: Sicherstellen, dass die Pumpe ordnungsgemäß funktioniert, auf Anzeichen von Komplikationen achten, das Medikament nachfüllen, den Patienten über die Anwendung aufklären und auf potenzielle Nebenwirkungen achten.

3. Stimulatoren :

Hauptfunktion: Diese Geräte geben kleine elektrische Impulse an bestimmte Regionen des Gehirns oder des Nervensystems ab, um verschiedene Zustände zu behandeln.

Indikationen: Wird zur Behandlung von Parkinson, Epilepsie, bestimmten chronischen Schmerzen und anderen Beschwerden eingesetzt.

Rolle des Krankenpflegers: Sicherstellen, dass das Gerät richtig funktioniert, bei der Programmierung helfen, den Patienten über die Funktionsweise aufklären, die Reaktionen des Patienten überwachen und sicherstellen, dass die Elektroden an ihrem Platz bleiben.

Jedes dieser Geräte spielt eine entscheidende Rolle bei der neurochirurgischen Behandlung und hilft dabei, die Lebensqualität der Patienten zu verbessern und ihre Erkrankungen wirksam zu behandeln. Für Krankenpfleger ist es entscheidend, diese Hilfsmittel, ihre Funktionsweise und ihre Auswirkungen zu verstehen, um eine optimale Versorgung zu gewährleisten und die Sicherheit der Patienten zu garantieren.

Aufsicht, Wartung
und mögliche Komplikationen

Die Betreuung von Patienten in der Neurochirurgie geht weit über einen einfachen Eingriff hinaus. Sobald der Patient mit Geräten wie externen ventrikulären Drainagen, Medikamentenpumpen oder Schrittmachern ausgestattet ist, werden die ständige Überwachung, die regelmäßige Wartung und die Vermeidung möglicher Komplikationen zur obersten Priorität.

1. Überwachung :
   Wichtigstes Ziel : Sicherstellen, dass das Gerät ordnungsgemäß funktioniert und der Patient stabil bleibt.
   - Schlüsselpunkte für den Krankenpfleger :
   - Regelmäßig die Vitalzeichen überwachen.
   - Beobachten Sie jede Veränderung des Verhaltens oder des Bewusstseinsniveaus des Patienten.
   - Kontrollieren Sie den EVD-Fluss, stellen Sie sicher, dass die abgeleitete Flüssigkeit klar ist und dass es keine Anzeichen für eine Infektion gibt.
   - Überprüfen Sie die Implantationsstelle auf Rötungen, Schwellungen und Nässen.
   - Verfolgen Sie die Dosierung und Verteilung von Medikamenten über die Pumpen.
   - Beurteilen Sie die Wirksamkeit und die Reaktionen des Patienten auf die Schrittmacher.

2. Wartung :
   Wichtigste Ziele : Gewährleistung der langfristigen Funktionsfähigkeit der Geräte und der Gesundheit des Patienten.
   - Schlüsselpunkte für den Krankenpfleger :

Reinigen Sie die Implantationsstelle regelmäßig gemäß den Krankenhausprotokollen.

Laden Sie die Akkus der Geräte auf oder ersetzen Sie sie, wenn nötig.

Stellen Sie sicher, dass die Medikamente in den Pumpen regelmäßig ausgetauscht werden.

Schrittmacher entsprechend den Bedürfnissen des Patienten programmieren oder umprogrammieren.

Den Patienten und seine Familie über die häusliche Pflege aufklären.

3. Mögliche Komplikationen :

Wichtigste Ziele: Alle Probleme schnell erkennen und eingreifen, um sie zu lösen.

Schlüsselpunkte für den Krankenpfleger :

Infektionen : Die Implantationsstelle kann sich infizieren. Sie sollten auf Anzeichen wie Rötung, Hitze, Schmerzen, Nässen oder Fieber achten.

Verstopfungen oder Lecks : EVDs können verstopfen oder lecken und dadurch ihre Funktion beeinträchtigen.

Unerwünschte Reaktionen: Die von den Pumpen abgegebenen Medikamente können Nebenwirkungen verursachen.

Geräteausfall: Alle Geräte können irgendwann ausfallen oder deprogrammiert werden.

Unerwartete Reaktionen: Schrittmacher sind zwar vorteilhaft, können aber manchmal seltsame Empfindungen oder unwillkürliche Bewegungen verursachen.

Der Umgang mit diesen Geräten erfordert besondere Fachkenntnisse. Für den Krankenpfleger bedeutet dies nicht nur, dass er über technische Fähigkeiten verfügt, sondern auch, dass er subtile Anzeichen von Komplikationen interpretieren, Probleme vor ihrem

Auftreten antizipieren und den Patienten während des gesamten Behandlungsverlaufs beruhigen kann. Die regelmäßige Überwachung und Pflege in Verbindung mit einem schnellen Eingreifen bei Komplikationen ist für den Erfolg der neurochirurgischen Behandlung und die Sicherheit des Patienten von entscheidender Bedeutung.

Aufklärung des Patienten und der Familie über die Verwaltung zu Hause

Wenn ein neurochirurgischer Patient nach Hause entlassen werden soll, ist ein reibungsloser und effizienter Übergang von entscheidender Bedeutung, um die Sicherheit und das Wohlbefinden des Patienten zu gewährleisten. Um dies zu erreichen, ist die Aufklärung des Patienten und seiner Familie über das Management der häuslichen Pflege ein entscheidender Schritt. Das Hauptziel besteht darin, sicherzustellen, dass der Patient die richtige Pflege erhält, während sich die Familie kompetent und unterstützt fühlt.

1. Die Bedingung verstehen :
Es ist wichtig, dass der Patient und seine Familie die Art und Schwere des Zustands sowie die langfristigen Auswirkungen verstehen. Illustrierte Broschüren, Videos oder Informationsveranstaltungen können dabei hilfreich sein.
2. Tägliche Routine :
Der Patient und seine Familie müssen über die grundlegenden Aktivitäten, die Mobilität und die Einschränkungen bei der Ernährung informiert werden. Dazu gehören auch Anweisungen zum Aufstehen aus dem Bett, zum Duschen, zu leichten Übungen und zum Umgang mit Schmerzen.
3. Wund- und Gerätepflege :
Praktische Demonstrationen, wie man Einschnitte reinigt, Verbände wechselt, auf Anzeichen einer Infektion achtet

und alle implantierten Geräte (z. B. Pumpen oder Schrittmacher) pflegt, sind von entscheidender Bedeutung.

4. Medikation :
Die Patienten müssen wissen, wie, wann und warum sie ihre Medikamente einnehmen. Sie müssen auch über mögliche Nebenwirkungen und Anzeichen, auf die sie achten sollten, informiert werden.

5. Überwachung der Symptome :
Über Frühwarnzeichen und -symptome für Komplikationen aufklären, z. B. Veränderungen des Bewusstseinsniveaus, starke Kopfschmerzen, Übelkeit oder plötzliche Schwäche.

6. Unterstützungsdienste :
Informationen über verfügbare Dienstleistungen wie Selbsthilfegruppen, Rehabilitation, ergänzende Therapien und Telemedizin bereitstellen.

7. Anpassungsstrategien :
Ressourcen zu Stressbewältigung, emotionaler Unterstützung und Methoden zur Bewältigung der neuen Normalität, wie Meditation oder Therapie, anbieten.

8. Folgebesuche :
Es ist entscheidend, die Bedeutung von Folgeterminen zu betonen und einen klaren Zeitplan mit den Daten und Kontaktdaten der Spezialisten bereitzustellen.

9. Verfügbarkeit in Notfällen :
Der Patient und seine Familie sollten wissen, an wen sie sich im Notfall wenden können, insbesondere außerhalb der normalen Geschäftszeiten.

10. Ressourcen und Referenzen :
Stellen Sie eine Liste mit empfohlener Lektüre, vertrauenswürdigen Websites und relevanten Kontakten für zusätzliche Informationen zur Verfügung.

Die Aufklärung des Patienten und seiner Familie ist ein kontinuierlicher Prozess, der eine offene Kommunikation, Geduld und Einfühlungsvermögen erfordert. Ein Krankenpfleger in der Neurochirurgie spielt eine zentrale Rolle, indem er als Bindeglied zwischen der komplexen medizinischen Welt und den alltäglichen Bedürfnissen des Patienten fungiert und so sicherstellt, dass sich der Patient und seine Familie für die Bewältigung künftiger Herausforderungen gerüstet und zuversichtlich fühlen.

Kapitel 21 :
TUMORERKRANKUNGEN
IN DER NEUROCHIRURGIE

Die verschiedenen Typen verstehen von Tumoren des Nervensystems

Das Nervensystem, das aus dem Gehirn, dem Rückenmark und den Nerven besteht, ist ein komplexes Netzwerk, das für eine Vielzahl von Körperfunktionen verantwortlich ist. Es kann leider von einer Vielzahl von Tumoren betroffen sein. Diese Tumore können gutartig (nicht krebsartig) oder bösartig (krebsartig) sein, und ihre Herkunft, ihr Verhalten und ihre Behandlung können sehr unterschiedlich sein.

1. Primäre vs. metastatische Tumore :
Primäre Tumore beginnen im Nervensystem selbst, während metastatische Tumore aus anderen Teilen des Körpers stammen und sich im Gehirn oder im Rückenmark ausgebreitet haben.

2. Gliale Tumore (Gliome) :
Astrozytome: Sie bilden sich aus den Astrozyten, den Zellen, die die Neuronen stützen. Glioblastome sind die aggressivste Form von Astrozytomen.
Oligodendrogliome: Sie entstehen aus den Oligodendrozyten, den Zellen, die die Neuronen umgeben und isolieren.
Ependymome: Sie entwickeln sich aus den Ependymzellen, die die Ventrikel des Gehirns und den Zentralkanal des Rückenmarks auskleiden.

3. Tumore der Neuronen :

Neuroblastome: Sie kommen bei Kindern häufig vor und entwickeln sich oft in den Nebennieren.

Gangliogliome: Dies sind seltene Tumore, die sich häufig im Schläfenlappen des Gehirns bilden.

4. Tumore der Hirnhaut :

Meningeome: Sie entwickeln sich aus den Membranen, die das Gehirn und das Rückenmark umgeben, den sogenannten Meningen. Obwohl sie in der Regel gutartig sind, können sie Druck auf das Gehirn oder das Rückenmark ausüben.

5. Tumore der Hypophyse :

Sie bilden sich in der Hypophyse, einer kleinen Drüse an der Basis des Gehirns. Obwohl sie in der Regel gutartig sind, können sie die Produktion von Hormonen beeinträchtigen.

6. Nerventumore :

Neurofibrome: Sie stammen von den Zellen, die die peripheren Nerven umgeben. Sie werden häufig mit einer genetischen Krankheit namens Neurofibromatose in Verbindung gebracht.

Schwannome: Sie ähneln den Neurofibromen, gehen aber speziell von den Schwann-Zellen aus.

7. Pinealis-Tumoren :

Sie entstehen in der Zirbeldrüse, einer kleinen Drüse im Gehirn, die für die Produktion von Melatonin verantwortlich ist.

8. Metastasierende Tumore :

Sie beginnen in anderen Teilen des Körpers, z. B. in der Lunge, der Brust, der Haut oder anderswo, und breiten sich dann auf das Gehirn aus.

Das Verständnis von Tumoren des Nervensystems ist für die Diagnose, das Management und die Behandlung dieser Erkrankungen von entscheidender Bedeutung. Obwohl diese Liste nicht vollständig ist, bietet sie einen Überblick über häufige Tumore, die das Nervensystem betreffen. Die Früherkennung, eine angemessene Behandlung und eine effektive Kommunikation zwischen medizinischem Fachpersonal und Patienten sind entscheidend, um die Ergebnisse und die Lebensqualität der Betroffenen zu optimieren.

Spezifisches postoperatives Management von neuroonkologischen Patienten

Die postoperative Betreuung von Patienten, die wegen eines Tumors im Nervensystem operiert wurden, stellt angesichts der Empfindlichkeit und Komplexität dieses anatomischen Bereichs eine einzigartige Herausforderung dar. Neuroonkologische Patienten bedürfen besonderer Aufmerksamkeit, um nicht nur ihre körperliche Genesung, sondern auch ihr emotionales Wohlbefinden zu gewährleisten.

1. Neurologische Überwachung :
Nach einer neuroonkologischen Operation ist eine engmaschige neurologische Überwachung von entscheidender Bedeutung. Dazu gehört die regelmäßige Überprüfung des Bewusstseinszustands, der Muskelkraft, der Sensibilität, der Reflexe und der Anzeichen eines erhöhten intrakraniellen Drucks.

2. Schmerzmanagement :
Postoperative Schmerzen können ein großes Problem darstellen. Er sollte häufig beurteilt und angemessen mit

Schmerzmitteln behandelt werden, wobei auf Nebenwirkungen zu achten ist.

3. Vermeidung von Komplikationen :
Hirnödem: Es kann mit Medikamenten wie Kortikosteroiden reduziert werden.
Hämatome: Die Überwachung von Blutungen ist wichtig, um intrakranielle Hämatome frühzeitig zu erkennen.
Infektionen: Anzeichen einer Infektion, wie Fieber oder Rötung um die Operationswunde, müssen schnell erkannt und behandelt werden.

4. Rehabilitation und Wiederherstellung :
Je nach Lage und Größe des Tumors benötigt der Patient möglicherweise Rehabilitationstherapien wie Physiotherapie, Ergotherapie oder Logopädie.

5. Emotionale Unterstützung :
Die Diagnose eines Hirntumors kann für den Patienten und seine Familie erschütternd sein. Daher ist es wichtig, psychologische Unterstützung zu bieten, den Patienten transparent zu informieren und ihn gegebenenfalls an Selbsthilfegruppen oder Psychologen zu verweisen.

6. Langzeitbeobachtung :
Neuroonkologische Patienten benötigen eine regelmäßige Nachsorge, um auf Anzeichen eines erneuten Tumorwachstums zu achten, mögliche langfristige Nebenwirkungen der Behandlung zu beurteilen und die Behandlung anzupassen.

7. Vorbereitung auf die Entlassung :
Vor der Entlassung aus dem Krankenhaus müssen der Patient und seine Familie gut über die häusliche Pflege, die einzunehmenden Medikamente, die zu beachtenden Warnzeichen und die Nachsorgetermine informiert werden.

8. Kommunikation mit einem multidisziplinären Team :
Die Zusammenarbeit zwischen Neurochirurgen, Onkologen, Radiologen, Krankenpflegern, Physiotherapeuten und anderen Berufsgruppen ist für eine umfassende Betreuung des Patienten von entscheidender Bedeutung.

Die postoperative Betreuung von neuroonkologischen Patienten ist eine multidimensionale Aufgabe, die einen ganzheitlichen Ansatz erfordert. Der Schwerpunkt muss auf der medizinischen Überwachung, der Rehabilitation, der emotionalen Unterstützung und der Vorbereitung auf das Leben nach dem Krankenhausaufenthalt liegen. Eine transparente Kommunikation und eine enge Koordination zwischen den verschiedenen Gesundheitsfachkräften sind von größter Bedeutung, um das bestmögliche Ergebnis für den Patienten zu erzielen.

Die Rolle des Krankenpflegers bei der ganzheitlichen Betreuung von Neuroonkologie-Patienten

Der Krankenpfleger spielt bei der Betreuung von neuroonkologischen Patienten eine herausragende Rolle und ist oft das Bindeglied, das dem Patienten und seiner Familie am nächsten steht. Ihre strategische Position zwischen dem medizinischen Team und dem Patienten ermöglicht es ihr, eine ganzheitliche Betreuung zu gewährleisten, die von der medizinischen Versorgung bis hin zur emotionalen Begleitung reicht.

1. Erst- und Folgebewertung :
Bei der Aufnahme beurteilt der Krankenpfleger den Gesundheitszustand des Patienten, seine Vorgeschichte, seine Symptome und seine besonderen Bedürfnisse. Diese

Einschätzung wird regelmäßig aktualisiert, um die Pflege anzupassen.

2. Verwaltung und Überwachung der Behandlung :
Ob Operation, Chemotherapie, Strahlentherapie oder eine andere Form der Behandlung, der Krankenpfleger sorgt für ihre ordnungsgemäße Verabreichung und überwacht sie auf Nebenwirkungen oder mögliche Komplikationen.

3. Bildung und Beratung :
Der Krankenpfleger informiert den Patienten und seine Familie über die Krankheit, die Behandlung, mögliche Nebenwirkungen sowie über vorbeugende und selbstpflegende Maßnahmen.

4. Schmerzmanagement :
Der Krankenpfleger beurteilt regelmäßig die Schmerzen des Patienten, verabreicht geeignete Schmerzmittel und schlägt nichtpharmakologische Methoden zur Schmerzlinderung vor.

5. Psychologische Unterstützung :
Angesichts des Schocks der Diagnose und der Herausforderungen der Behandlung bietet der Krankenpfleger dem Patienten und seiner Familie emotionale Unterstützung und verweist sie bei Bedarf auch an Spezialisten.

6. Zusammenarbeit mit dem multidisziplinären Team :
Der Krankenpfleger arbeitet eng mit Neurochirurgen, Onkologen, Radiologen, Physiotherapeuten und anderen Gesundheitsfachkräften zusammen, um eine einheitliche und umfassende Versorgung zu gewährleisten.

7. Vorbereitung auf die Entlassung :
Der Krankenpfleger sorgt dafür, dass der Patient und seine Familie darauf vorbereitet sind, die weitere häusliche Pflege

zu bewältigen, indem er Informationen, Ratschläge und Ressourcen zur Verfügung stellt.

8. Langzeitbeobachtung :
Auch nach der Entlassung kann der Krankenpfleger eine Rolle bei der Nachsorge des Patienten spielen, indem er auf die Kontinuität der Pflege achtet, Fragen beantwortet und Folgetermine erleichtert.

9. Forschung und Weiterbildung :
Der Krankenpfleger hält sich über die neuesten Entwicklungen in der Neuroonkologie auf dem Laufenden, um die bestmögliche Versorgung zu bieten.

10. Prävention und Gesundheitsförderung :
Der Krankenpfleger kann auch eine Rolle bei der Aufklärung über die Prävention von Hirntumoren spielen, insbesondere über Risikofaktoren und Frühwarnzeichen.

Die umfassende Betreuung eines neuroonkologischen Patienten ist eine komplexe und multidimensionale Aufgabe. Der Krankenpfleger ist durch seine Nähe zum Patienten, sein Fachwissen und seine Fähigkeit zur Teamarbeit ein Schlüsselakteur, um die Qualität und Sicherheit der Pflege zu gewährleisten und gleichzeitig das Wohlbefinden und die emotionale Unterstützung des Patienten und seiner Familie zu sichern.

Kapitel 22 :
DIE BEDEUTUNG DER ERNÄHRUNG IN DER NEUROCHIRURGIE

Prä- und postoperative Ernährung

Die Ernährung spielt bei der Genesung eines neurochirurgischen Patienten eine entscheidende Rolle. Eine angemessene Ernährung kann die Heilung beschleunigen, die Immunabwehr verbessern und zu einer besseren Rekonvaleszenz beitragen. Sie erfordert sowohl vor als auch nach dem Eingriff besondere Aufmerksamkeit.
Präoperative Ernährung :

1. Metabolische Vorbereitung :
Vor dem Eingriff ist es entscheidend, sicherzustellen, dass sich der Patient in einem optimalen Ernährungszustand befindet, damit er die Operation und ihre metabolischen Folgen besser bewältigen kann. Dies kann proteinreiche Nahrungsergänzungsmittel oder andere Nährstoffe erfordern.
2. Feuchtigkeitsversorgung :
Die Aufrechterhaltung einer angemessenen Hydratation ist entscheidend, um Komplikationen aufgrund von Dehydrierung zu vermeiden, die die Dynamik der Zerebrospinalflüssigkeit beeinflussen könnte.
3. Präoperative Nahrungsrestriktion :
Die meisten Patienten werden vor einer Operation auf nüchternen Magen gesetzt, um der Gefahr einer Aspiration während der Anästhesie vorzubeugen.
4. Glukose und Elektrolytgleichgewicht :
Achten Sie darauf, dass die Glukose- und Elektrolytwerte in einem normalen Bereich liegen, um intraoperative Komplikationen zu vermeiden.

Postoperative Ernährung :

1. Schrittweise Wiedereinführung von Nahrungsmitteln :
Je nach Art der Operation und dem Zustand des Patienten wird die Ernährung oft schrittweise wieder aufgenommen, zunächst mit klaren Flüssigkeiten, dann mit weicher Nahrung und schließlich mit normaler Nahrung.

2. Ernährungsunterstützung :
Patienten, die nicht oral ernährt werden können, benötigen möglicherweise eine enterale (über eine Sonde) oder parenterale (intravenöse) Ernährung.

3. Umgang mit Symptomen :
Übelkeit, Erbrechen, Verstopfung und andere gastrointestinale Beschwerden sind nach einer Operation häufig. Eine angemessene Behandlung kann eine Ernährungsumstellung, Medikamente oder andere Eingriffe beinhalten.

4. Spezifische Ernährungsbedürfnisse :
Nach einer Operation ist der Proteinbedarf oft erhöht, um die Reparatur des Gewebes zu unterstützen. Außerdem kann ein erhöhter Bedarf an Vitaminen und Mineralstoffen, wie Vitamin C und Zink, für die Wundheilung erforderlich sein.

5. Feuchtigkeitsversorgung :
Die Flüssigkeitszufuhr ist auch nach der Operation weiterhin von entscheidender Bedeutung, um die Nierenfunktion, die Wundheilung und den allgemeinen Flüssigkeitshaushalt zu unterstützen.

6. Ernährungsüberwachung :
Die regelmäßige Beurteilung des Ernährungszustands des Patienten ist entscheidend, um Mangelerscheinungen oder Komplikationen schnell zu erkennen und zu behandeln.

Die Ernährungsbetreuung vor und nach neurochirurgischen Eingriffen ist entscheidend, um die Operationsergebnisse zu optimieren und die Genesung zu beschleunigen. Sie erfordert eine enge Zusammenarbeit zwischen Krankenpflegern, Ärzten, Ernährungsberatern und anderen

Gesundheitsfachkräften, um den spezifischen Bedürfnissen jedes einzelnen Patienten gerecht zu werden.

Spezifische Ernährungsherausforderungen an neurochirurgische Patienten

Das Ernährungsmanagement von neurochirurgischen Patienten ist mit einzigartigen Herausforderungen gespickt, die die Komplexität des Nervensystems und seiner Interaktionen mit dem Rest des Körpers widerspiegeln. Diese Herausforderungen liegen an der Schnittstelle zwischen den Auswirkungen der Krankheit, der Operation selbst und den Besonderheiten der neurologischen Ernährung.

1. Dysphagie :
Viele neurochirurgische Patienten, insbesondere solche, die am Hirnstamm oder in bestimmten Hirnregionen operiert wurden, können Schluckbeschwerden haben. Dies macht die Aufnahme fester Nahrung gefährlich, da sie zu einer Fehlverschlingung führen kann.
2. Beeinträchtigung des Bewusstseins :
Ein vermindertes Bewusstsein oder kognitive Schwankungen können die Fähigkeit des Patienten zur selbstständigen Nahrungsaufnahme erschweren. Es kann sein, dass er die Nahrung nicht erkennt oder sich weigert zu essen.
3. Stoffwechselveränderungen :
Nach einer Hirnverletzung oder einer Operation kann der Stoffwechsel beeinträchtigt sein, wodurch der Kalorien- und Proteinbedarf des Patienten steigt.
4. Wasserrestriktionen :
Bei einigen Patienten kann eine eingeschränkte Flüssigkeitszufuhr erforderlich sein, um das Hirnödem oder andere Komplikationen in den Griff zu bekommen, was das

Management der Ernährung und Flüssigkeitszufuhr zu einer heiklen Angelegenheit macht.

5. Erhöhtes Risiko für Unterernährung :
Die Kombination von Anorexie, Übelkeit, Erbrechen und anderen gastrointestinalen Symptomen kann schnell zu einer Unterernährung führen, vor allem, wenn diese Symptome nicht richtig behandelt werden.

6. Wechselwirkungen mit Medikamenten :
Neurochirurgische Patienten erhalten häufig verschiedene Medikamente, die den Appetit und die Nährstoffaufnahme beeinträchtigen oder zu Magen-Darm-Beschwerden führen können.

7. Elektrolytstörungen :
Elektrolytstörungen wie Hyponatriämie können nach bestimmten neurochirurgischen Eingriffen auftreten und erfordern eine strenge Überwachung und Steuerung der Natriumzufuhr.

8. Motorische Einschränkungen :
Motorische Defizite oder Schwächen können es dem Patienten schwer machen, sich selbst zu ernähren oder Utensilien zu benutzen.

9. Gastrointestinale Probleme :
Verstopfung ist häufig, insbesondere bei immobilen Patienten oder unter bestimmten Medikamenten. Sie muss aktiv behandelt werden, um das Wohlbefinden des Patienten zu gewährleisten und Komplikationen zu vermeiden.

10. Besondere Ernährungsbedürfnisse :
Bestimmte Zustände, wie z. B. Epilepsie, können spezielle Diäten erfordern, wie z. B. die ketogene Diät.

Die ernährungsbedingten Herausforderungen, mit denen neurochirurgische Patienten konfrontiert sind, erfordern einen multidisziplinären Ansatz. Der Krankenpfleger spielt eine entscheidende Rolle bei der Beurteilung des Ernährungszustands, der Überwachung der Nahrungsaufnahme und -verträglichkeit und der Zusammenarbeit mit anderen Gesundheitsfachkräften wie

Diätassistenten und Gastroenterologen, um eine optimale Ernährungsversorgung zu gewährleisten.

Zusammenarbeit mit Ernährungswissenschaftlern und Diätassistenten

In der komplexen Landschaft der Neurochirurgie ist die Zusammenarbeit zwischen Krankenpflegern und Ernährungsfachkräften lebenswichtig. Neurochirurgische Patienten weisen häufig spezifische und komplexe Ernährungsbedürfnisse auf, und um eine optimale Ernährungsversorgung zu erreichen, bedarf es synergetischer Kompetenzen.

1. Ersteinschätzung :
Bei der Aufnahme führt der Krankenpfleger in der Regel eine erste Bewertung des Patienten durch, einschließlich des Ernährungszustands. Diese Beurteilung kann Indikatoren wie Gewicht, Appetit, das Vorhandensein von Dysphagie oder gastrointestinalen Beschwerden umfassen. Wenn Ernährungsbedenken festgestellt werden, wird der Patient in der Regel zur weiteren Beurteilung an einen Ernährungswissenschaftler oder Diätassistenten verwiesen.

2. Individuelle Ernährungspläne :
Auf der Grundlage der anfänglichen Beurteilung und der spezifischen Bedürfnisse des Patienten erstellt der Diätassistent einen Ernährungsplan. Der Krankenpfleger spielt in enger Zusammenarbeit mit dem Ernährungsberater eine entscheidende Rolle bei der Umsetzung dieses Plans. Er sorgt dafür, dass der Patient die richtigen Mahlzeiten erhält, und überwacht die Verträglichkeit dieser Mahlzeiten.

3. Bildung und Beratung :

Diätassistenten bieten häufig spezielle Ernährungsberatung und -erziehung an, während Krankenpfleger diese Informationen in der täglichen Interaktion mit dem Patienten bekräftigen. Beide Berufsgruppen arbeiten zusammen, um dem Patienten zu helfen, die Bedeutung der Ernährung für die Genesung zu verstehen, und um die Einhaltung einer geeigneten Diät zu fördern.

4. Verwaltung der Nahrungsmittelsonden :

Bei Patienten, die nicht oral ernährt werden können, kann eine enterale Ernährung (über eine Sonde) erforderlich sein. Der Krankenpfleger ist in der Regel für die Verabreichung dieser Ernährung verantwortlich, während der Ernährungsberater den spezifischen Bedarf berechnet und die enterale Diät formuliert.

5. Kontinuierliche Überwachung :

Die Ernährungsbedürfnisse können sich im Laufe der Rekonvaleszenz des Patienten ändern. Der Krankenpfleger überwacht in Zusammenarbeit mit dem Ernährungsberater regelmäßig den Ernährungszustand des Patienten und passt den Pflegeplan an die sich ändernden Bedürfnisse an.

6. Interprofessionelle Kommunikation :

Der Erfolg des Ernährungsmanagements hängt weitgehend von einer reibungslosen und regelmäßigen Kommunikation zwischen dem Krankenpfleger und dem Ernährungsberater ab. Multidisziplinäre Teamsitzungen, gemeinsame Arztbriefe und informelle Gespräche sind Instrumente, die eine effektive Zusammenarbeit gewährleisten.

Die Zusammenarbeit zwischen Krankenpflegern und Ernährungsfachkräften ist von entscheidender Bedeutung, um die bestmögliche Versorgung neurochirurgischer Patienten zu gewährleisten. Jede Fachkraft bringt ein einzigartiges Fachwissen mit, und durch ihre Zusammenarbeit können sie sicherstellen, dass die

Patienten optimal ernährt werden, was eine schnellere Genesung und bessere Langzeitergebnisse fördert.

Kapitel 23 :
DER WEG DES PATIENTEN :
VON DER DIAGNOSE BIS ZUR
REHABILITATION

Detaillierte Fallstudien zur Veranschaulichung den gesamten Lebensweg eines Patienten

Fallstudie 1: Frau Dupont, 56 Jahre - Gehirntumor
Ursprüngliche Darstellung :
Frau Dupont stellt sich mit anhaltenden Kopfschmerzen, Schwindel und Sehstörungen seit mehreren Monaten im Krankenhaus vor. Bei einer Kernspintomographie des Gehirns wird ein Tumor im rechten Frontallappen festgestellt.

Präoperative Bewertung und umfassende Untersuchung :
Es werden umfassende neurologische Tests durchgeführt, einschließlich Tests der kognitiven Funktion, des Sehvermögens und der Motorik. Das Blutbild ist normal. Das Team der Neurochirurgie bespricht den Fall mit Frau Müller und die chirurgische Option.

Psychologische Vorbereitung :
Ein Psychologe trifft sich mit Frau Dupont, um ihre Ängste vor der Operation zu besprechen, und bietet emotionale Unterstützung an.

Präoperative Phase :
Der Krankenpfleger bereitet Frau Müller auf die Operation

vor, erklärt das Verfahren, überprüft die aktuellen Medikamente und bespricht die postoperative Versorgung.

Intervention :
Bei Frau Müller wird eine Kraniotomie zur Entfernung des Tumors durchgeführt. Die Operation verläuft gut und der Tumor wird vollständig entfernt.

Postoperative Pflege :
Der Krankenpfleger überwacht die Vitalzeichen von Frau Meier, Schmerzen und neurologische Zeichen und stellt sicher, dass die Patientin bei Bewusstsein und orientiert ist.

Umgang mit Schmerzen :
Frau Dupont erhält Analgetika und ihr Schmerzniveau wird regelmäßig überprüft.

Rehabilitation :
Sobald sie stabil ist, wird Frau Dupont in eine Rehabilitationseinheit verlegt, wo sie mit Physiotherapeuten, Ergotherapeuten und anderen Fachkräften zusammenarbeitet, um ihre Kraft und ihre kognitiven Fähigkeiten wiederzuerlangen.

Nachsorge :
Frau Dupont kehrt zu regelmäßigen postoperativen Untersuchungen, MRT-Nachsorgeuntersuchungen und Konsultationen mit ihrem Neurochirurgen und Onkologen zurück.

Schlussfolgerung:
Einige Monate nach der Operation fühlt sich Frau Müller gut, hat ihre täglichen Aktivitäten wieder aufgenommen und zeigt keine Anzeichen für ein Tumorrezidiv.

Fallstudie 2: Herr Bernard, 32 Jahre - Bandscheibenvorfall

Ursprüngliche Darstellung :
Herr Bernard klagt über starke Rückenschmerzen, die in sein rechtes Bein ausstrahlen. Eine Kernspintomographie der Wirbelsäule zeigt einen Bandscheibenvorfall L4-L5.

Präoperative Beurteilung und umfassende Untersuchung :
Die körperliche Untersuchung bestätigt eine Schwäche des rechten Fußes. Die Krankengeschichte einschließlich der Medikamente wird beurteilt.

Psychologische Vorbereitung :
Herr Bernard äußert Bedenken bezüglich der Intervention und erhält psychologische Unterstützung.

Präoperative Phase :
Der Krankenpfleger bereitet Herrn Bernard auf den Eingriff vor und erklärt die Diskektomie-Operation, die durchgeführt werden soll.

Intervention :
Bei Herrn Bernard wird eine mikroskopische Diskektomie durchgeführt, bei der das Fragment der vorgefallenen Bandscheibe entfernt wird.

Postoperative Pflege :
Der Krankenpfleger überwacht die Vitalzeichen, Schmerzen und neurologischen Funktionen.

Umgang mit Schmerzen :
Herr Bernard erhält Medikamente zur Bewältigung der postoperativen Schmerzen.

Aufklärung des Patienten :
Vor der Entlassung erhält Herr Bernard Anweisungen darüber, welche Aktivitäten er vermeiden sollte, wie er sich richtig bewegt und auf welche Anzeichen er achten sollte.

Folgemaßnahmen:
Herr Bernard kehrt zu postoperativen Konsultationen zurück, und seine Nachsorge zeigt eine deutliche Verbesserung der Schmerzen und der neurologischen Funktion.

Schlussfolgerung:
Nach einigen Wochen der Rehabilitation nimmt Herr Bernard die Arbeit und die täglichen Aktivitäten ohne verbleibende Schmerzen wieder auf.

Multidisziplinäre Einbindung : Krankenpfleger, Chirurg, Physiotherapeut usw.

Bei der Behandlung von Patienten, die einen neurochirurgischen Eingriff benötigen, ist ein multidisziplinärer Ansatz von entscheidender Bedeutung, um eine ganzheitliche und umfassende Versorgung zu gewährleisten. Neurochirurgische Patienten sind nicht nur mit chirurgischen Herausforderungen konfrontiert, sondern mit einer Reihe komplexer Bedürfnisse vor, während und nach der Operation, die den Einsatz verschiedener Berufsgruppen erfordern.

- **Der Chirurg:** Er ist natürlich die tragende Säule eines jeden neurochirurgischen Eingriffs. Er beurteilt die Notwendigkeit eines chirurgischen Eingriffs, plant ihn, führt ihn durch und kümmert sich anschließend um die Nachsorge. Er ist für die gesamte Behandlungsstrategie verantwortlich.
- **Krankenpfleger:** Krankenpfleger spielen während des gesamten Patientenverlaufs eine Schlüsselrolle. Sie leisten präoperative Pflege, assistieren während der Operation und sind in der postoperativen Phase entscheidend für die Überwachung des Patienten, die

Verabreichung von Medikamenten, die Aufklärung des Patienten und seiner Familie und die Koordination mit anderen Berufsgruppen.

- **Der Physiotherapeut:** Nach Abschluss der Operation benötigen viele Patienten eine Rehabilitation, um ihre motorischen Funktionen wiederzuerlangen oder Schmerzen zu bewältigen. Physiotherapeuten helfen bei der frühen Mobilisierung, der Wiederherstellung der Funktion und der Vermittlung geeigneter Bewegungstechniken.

- **Psychologe/Psychiater :** Eine Operation, insbesondere eine Neurochirurgie, kann für den Patienten stressig sein. Manche haben möglicherweise Schwierigkeiten, ihre Diagnose zu akzeptieren oder den postoperativen Stress zu bewältigen. Psychologische Unterstützung ist für diese Patienten von entscheidender Bedeutung.

- **Der Ernährungswissenschaftler:** Eine gute Ernährung ist für die Genesung von entscheidender Bedeutung. Ein Ernährungswissenschaftler kann die speziellen Ernährungsbedürfnisse eines Patienten beurteilen, Ernährungsumstellungen vorschlagen und bei der Zusammenstellung einer Diät für eine optimale Genesung helfen.

- **Ergotherapeut:** Während der Physiotherapeut sich auf die motorische Funktion konzentriert, hilft der Ergotherapeut den Patienten, ihre Unabhängigkeit bei alltäglichen Aktivitäten wiederzuerlangen, indem er die Umgebung anpasst oder neue Fähigkeiten vermittelt.

- **Sozialarbeiter:** Sie können bei der Koordination der häuslichen Pflege helfen, emotionale Unterstützung bieten und bei der Lösung von sozialen oder finanziellen Problemen helfen, die auftreten können.

- **Andere Fachärzte :** Je nach Fall können andere Fachärzte wie Neurologen, Radiologen,

Anästhesisten, Onkologen usw. in die Behandlung einbezogen werden.

Die Zusammenarbeit all dieser Berufsgruppen gewährleistet eine umfassende Betreuung, von der ersten Beurteilung bis hin zur langfristigen Rehabilitation. Dieser integrierte Ansatz gewährleistet, dass der Patient nicht nur eine hochwertige medizinische Versorgung erhält, sondern auch emotionale, soziale und physische Unterstützung während des gesamten Behandlungsverlaufs. Es ist diese Kombination, die letztendlich zu optimalen Ergebnissen für den Patienten führt.

Entlassungsplanung und Nachsorge

Die Entlassungsplanung ist ein wesentlicher Schritt im Behandlungsverlauf eines neurochirurgischen Patienten. Sie beginnt lange vor dem tatsächlichen Entlassungsdatum und beinhaltet eine sorgfältige Koordination zwischen verschiedenen Mitgliedern des medizinischen Teams, dem Patienten und seiner Familie. Ziel ist es, einen reibungslosen Übergang vom Krankenhaus nach Hause oder in eine andere Pflegeeinrichtung zu gewährleisten, indem sichergestellt wird, dass der Patient alle Hilfsmittel und die Unterstützung erhält, die er für eine optimale Genesung benötigt.

- **Erstbeurteilung:** Schon vor der Operation beurteilt das medizinische Team die potenziellen Bedürfnisse des Patienten nach der Entlassung. Dies kann spezifische Bedürfnisse in Bezug auf Rehabilitation, Medikation, Ausrüstung oder häusliche Unterstützung umfassen.
- **Diskussion mit dem Patienten und der Familie: Es ist von** entscheidender Bedeutung, den Patienten und seine Familie aktiv in die Planung einzubeziehen.

Sie müssen das Wesen der postoperativen Versorgung, die potenziellen Herausforderungen und ihre Verantwortlichkeiten verstehen.

- **Koordination mit Gesundheitsfachkräften:** Die Entlassung aus dem Krankenhaus bedeutet nicht das Ende der Pflege. Häusliche Krankenpfleger, Physiotherapeuten, Ergotherapeuten und andere können erforderlich sein, um die Kontinuität der Versorgung zu gewährleisten. Auch Nachsorgetermine mit dem Chirurgen und anderen Spezialisten werden geplant.
- **Vorbereitung zu Hause:** Je nach Art der Operation und Zustand des Patienten können Anpassungen zu Hause erforderlich sein. Dazu kann die Installation von speziellen Geräten wie Haltegriffen, Rampen oder Pflegebetten gehören.
- **Aufklärung und Schulung:** Vor der Entlassung sollten der Patient und seine Familie über die häusliche Pflege, den Umgang mit Medikamenten, das Erkennen von Anzeichen für Komplikationen und das Verhalten in Notfällen geschult werden.
- **Medikationsplan:** Ein detaillierter Medikamentenplan, einschließlich Dosierung, Häufigkeit, potenzieller Nebenwirkungen und Wechselwirkungen, wird erstellt und mit dem Patienten geteilt.
- **Dokumentation:** Alle relevanten Details über den Krankenhausaufenthalt des Patienten, die Operation, die Nachsorge und die Empfehlungen für die Nachsorge werden in einem Dokument festgehalten, das dem Patienten ausgehändigt wird.
- **Nachsorge:** Die Pflege endet nicht mit der Entlassung. Bei den Nachsorgeterminen werden die Fortschritte des Patienten überwacht, mögliche Komplikationen erkannt und behandelt und die Pflegepläne nach Bedarf angepasst.
- **Emotionale und psychologische Unterstützung:** Die Zeit nach der Operation kann emotional belastend

sein. Psychologische Unterstützungsdienste sowie Selbsthilfegruppen können von Vorteil sein.

- **Entlassungsbewertung:** Einige Wochen nach der Entlassung ist es sinnvoll, eine Bewertung vorzunehmen, um festzustellen, ob die Bedürfnisse des Patienten erfüllt wurden und ob es Bereiche gibt, die für zukünftige Planungen verbessert werden können.

Der Schlüssel zu einer erfolgreichen Entlassung und einer guten Erholung liegt in einer sorgfältigen Planung, einer transparenten Kommunikation und einer engen Zusammenarbeit zwischen allen Beteiligten.

Kapitel 24 :
ZUKÜNFTIGE INNOVATIONEN
IN DER NEUROCHIRURGIE

Blick auf potenzielle Entwicklungen der Neurochirurgie : Techniken, Werkzeuge, Ansätze

Die Neurochirurgie, ein medizinisches Fachgebiet, das sich mit chirurgischen Eingriffen am Nervensystem befasst, hat sich im Laufe der Jahrzehnte stetig weiterentwickelt. Während das 20. Jahrhundert die Entstehung und Konsolidierung grundlegender chirurgischer Techniken mit sich brachte, ist das 21. Jahrhundert Zeuge einer Explosion innovativer Technologien und multidisziplinärer Ansätze. Werfen wir einen Blick auf die aktuellen und zukünftigen Trends, die dieses Fachgebiet neu gestalten könnten.

- **Robotik in der Neurochirurgie:** Der Einsatz von Robotern im Operationssaal ist keine Science-Fiction mehr. Diese Maschinen, die von Chirurgen gesteuert werden, können Eingriffe mit unglaublicher Präzision durchführen, wodurch die Risiken potenziell verringert und die Ergebnisse für die Patienten verbessert werden.
- **Künstliche Intelligenz (KI):** Mit dem Aufkommen der KI könnte die Neurochirurgie von Hilfsmitteln für die Diagnose, die Operationsplanung und sogar von Frühwarnsystemen für postoperative Komplikationen profitieren.
- **Bildgesteuerte Chirurgie:** Durch die Zusammenführung von Bildern aus verschiedenen Modalitäten (MRT, CT, Ultraschall) während des Eingriffs kann der Chirurg über die sichtbaren

174

anatomischen Strukturen hinaus "sehen", was eine höhere Präzision ermöglicht.

- **Gen- und Zelltherapien:** Anstatt sich nur auf mechanische Chirurgie zu konzentrieren, könnte die Neurochirurgie Gen- oder Zelltherapien integrieren, um Krankheiten wie die Parkinson-Krankheit, Hirntumore oder andere neurologische Erkrankungen zu behandeln.
- **Weniger invasive Techniken:** Neuroendoskopie, stereotaktische Chirurgie und endovaskuläre Techniken werden sich weiterentwickeln und bieten Eingriffe mit kleineren Schnitten, weniger Blutungen und kürzeren Erholungszeiten.
- **3D-Bio-Druck:** Der 3D-Druck von biologischen Strukturen könnte eines Tages die "Rekonstruktion" beschädigter Bereiche des Gehirns oder des Rückenmarks ermöglichen.
- **Funktionelle Neurochirurgie:** Mit Techniken wie der tiefen Hirnstimulation ist es möglich, neurologische Störungen zu behandeln, ohne das Hirngewebe physisch zu entfernen oder zu verändern.
- **Telemedizin:** In einer zunehmend vernetzten Welt wird die Telemedizin eine entscheidende Rolle spielen, nicht nur für die postoperative Nachsorge, sondern auch für die Zusammenarbeit von Spezialisten auf der ganzen Welt.
- **Ausbildung und Simulation:** Die Ausbildungsprogramme für Neurochirurgen könnten sich stärker auf virtuelle Realität und Simulatoren stützen, um zukünftige Chirurgen ohne Risiko für die Patienten zu trainieren.
- **Multidisziplinärer Ansatz:** Die Zusammenarbeit zwischen Neurochirurgen, Neurologen, Radiologen und anderen Spezialisten wird entscheidend sein, um die komplexen Herausforderungen des Nervensystems ganzheitlich anzugehen.

Die Zukunft der Neurochirurgie sieht glänzend aus, mit einer Vielzahl neuer Techniken und Werkzeuge, die versprechen, die Ergebnisse für die Patienten zu verbessern und gleichzeitig die mit den Eingriffen verbundenen Risiken zu senken. Diese Fortschritte spiegeln die dynamische und innovative Natur der modernen Medizin wider.

Der Einfluss von künstlicher Intelligenz und Robotik

Im Laufe der Jahre haben sich künstliche Intelligenz (KI) und Robotik exponentiell in den medizinischen Bereich integriert und insbesondere im Fachgebiet der Neurochirurgie für große Revolutionen gesorgt. Im Folgenden erfahren Sie, wie diese beiden transformativen Technologien dieses Fachgebiet beeinflusst haben und weiterhin beeinflussen.

1. Erhöhte chirurgische Genauigkeit :
Roboter, die von Chirurgen gesteuert werden, können Eingriffe mit mikrometrischer Präzision durchführen. In der Neurochirurgie, wo jeder Millimeter zählt, führt dies zu einer geringeren Schädigung des umliegenden gesunden Gewebes und zu deutlich besseren Ergebnissen für die Patienten.

2. Präoperative Planung mit KI :
KI-gestützte Systeme können Sätze von medizinischen Bilddaten schnell analysieren, um Regionen von Interesse zu identifizieren, optimale Pfade zu planen und sogar potenzielle Ergebnisse bei verschiedenen chirurgischen Strategien vorherzusagen.

3. Simulationen und Schulungen :
Virtuelle Realität gepaart mit KI bietet Simulationsumgebungen für Chirurgen in der Ausbildung. Diese Simulatoren können komplexe Szenarien nachbilden,

sodass Chirurgen ohne Risiko für echte Patienten üben können.

4. Unterstützung in Echtzeit :
Während der Eingriffe kann die KI Echtzeitinformationen liefern, bei der Navigation helfen und prädiktive Analysen anbieten, um z. B. Blutungen oder andere Komplikationen vorherzusehen.

5. Postoperative Verbesserungen :
KI-Systeme können Vitalzeichen und andere Patientendaten überwachen, um Anzeichen von Komplikationen frühzeitig zu erkennen und so im Ernstfall schneller medizinisch eingreifen zu können.

6. Telemedizin :
Mit dem Aufkommen digitaler Plattformen können Chirurgen Kollegen auf der ganzen Welt konsultieren, Zweitmeinungen einholen oder sogar Verfahren aus der Ferne anleiten - alles erleichtert durch KI-Systeme.

7. Personalisierung der Pflege :
KI kann dabei helfen, große und komplexe Datensätze zu analysieren, um personalisierte Informationen über jeden einzelnen Patienten zu liefern und so eine gezieltere und effektivere Pflege zu ermöglichen.

8. Automatisierung von Routineaufgaben :
Viele Aufgaben, wie die Aufnahme von Bildern oder die Überwachung von Vitalzeichen, lassen sich mithilfe von Robotern automatisieren, sodass sich das medizinische Personal auf entscheidendere Aspekte der Pflege konzentrieren kann.

9. Flexible Robotik :
Zu den neuesten Entwicklungen in der Robotik gehören flexible Instrumente, die sich an die komplexe Anatomie des Gehirns anpassen können und Zugang zu Bereichen bieten, die zuvor nur schwer zu erreichen waren.

10. Forschung und Entwicklung :
KI kann riesige Datenbanken schnell analysieren, um die Forschung zu unterstützen, sei es, um Trends und Korrelationen zu erkennen oder sogar bei der Entwicklung neuer chirurgischer Techniken zu helfen.

Der kombinierte Einfluss von künstlicher Intelligenz und Robotik in der Neurochirurgie hat nicht nur die Pflegestandards verbessert, sondern auch die Tür zu neuen Möglichkeiten geöffnet, die noch vor wenigen Jahrzehnten unvorstellbar waren. Diese Fortschritte stellen zwar neue ethische und technische Herausforderungen dar, versprechen jedoch eine helle Zukunft für das Fachgebiet und vor allem für die Patienten, denen es dient.

Vorbereitung und Anpassung des Krankenpflegers an diese Entwicklungen

Angesichts der rasanten Fortschritte in der Neurochirurgie, insbesondere mit der Einführung von künstlicher Intelligenz und Robotik, muss sich der Krankenpfleger als wichtiges Glied in der Versorgungskette anpassen und vorbereiten, um relevant und effizient zu bleiben. Dies kann er wie folgt tun:

1. Weiterbildung :
Für Krankenpfleger ist es entscheidend, regelmäßig an Fortbildungen teilzunehmen, um mit den neuesten Techniken und Technologien Schritt zu halten. Dazu können Kurse, Workshops oder Seminare zu Robotik, KI oder anderen relevanten Innovationen gehören.

2. Simulationen und praktische Übungen :
Genau wie Chirurgen können auch Krankenpfleger von Simulationen profitieren, um sich mit neuen Technologien vertraut zu machen, ohne dass dabei Risiken für die Patienten entstehen. So können sie ihre Fähigkeiten in einer kontrollierten Umgebung trainieren.

3. Multidisziplinäre Zusammenarbeit :
Krankenpfleger müssen eng mit Chirurgen, Technikern und anderen Fachkräften zusammenarbeiten, um

Veränderungen zu verstehen und sich an sie anzupassen. Regelmäßige Kommunikation und Teamarbeit sind von entscheidender Bedeutung.

4. Aktualisierung der Protokolle :
Mit der Einführung neuer Technologien müssen Pflegeprotokolle möglicherweise überarbeitet werden. Krankenpfleger sollten diese Protokolle proaktiv überarbeiten und anpassen, um eine sichere und effektive Pflege zu gewährleisten.

5. Flexibilität und Offenheit :
Die medizinische Landschaft verändert sich schnell. Offenheit und die Bereitschaft, Veränderungen zu umarmen, auch wenn sie anfangs vielleicht einschüchternd wirken, sind für die Anpassung von entscheidender Bedeutung.

6. Ethik und Sensibilität :
Die Einführung neuer Technologien wirft oft neue ethische Fragen auf. Krankenpfleger müssen darin geschult werden, diese Dilemmas zu erkennen und zu navigieren, wobei das Wohl des Patienten immer an erster Stelle steht.

7. Computerkenntnisse :
Mit dem Aufschwung der Technologie ist ein grundlegendes Verständnis von Computersystemen und medizinischer Software fast genauso wichtig geworden wie die Beherrschung traditioneller klinischer Fähigkeiten.

8. Teilnahme an der Forschung :
Krankenpfleger können eine aktive Rolle in der klinischen Forschung spielen und dazu beitragen, die Wirksamkeit und Sicherheit neuer Technologien zu bewerten, während sie ihre einzigartigen Perspektiven mit anderen teilen.

9. Befähigung des Patienten :
Durch den verbesserten Zugang zu Informationen sind die Patienten besser informiert als je zuvor. Krankenpfleger können eine entscheidende Rolle dabei spielen, Patienten besser über neue Technologien aufzuklären und Mythen und Bedenken auszuräumen.

10. Vorbeugung von Erschöpfung :
Die ständige Anpassung an neue Technologien kann stressig sein. Daher ist es von entscheidender Bedeutung, dass Krankenpfleger die Anzeichen eines Burnouts erkennen und Strategien zur Vorbeugung anwenden.

In einer Welt des raschen technologischen Fortschritts bleibt der Krankenpfleger ein Eckpfeiler der Menschlichkeit, der Ethik und der patientenzentrierten Pflege. Indem der Krankenpfleger die Veränderungen annimmt und gleichzeitig diese Grundwerte bewahrt, wird er trotz der sich verändernden medizinischen Landschaft weiterhin eine außergewöhnliche Pflege anbieten.

Kapitel 25 :
KONTINUITÄT DER PFLEGE
UND WIEDEREINGLIEDERUNG
ZU HAUSE

Planung der Entlassung und Koordination mit der häuslichen Pflege

Die Planung der Entlassung eines neurochirurgischen Patienten und die Koordination mit der häuslichen Pflege sind entscheidende Schritte, um einen reibungslosen Übergang vom Krankenhaus in die häusliche Umgebung zu gewährleisten und die Kontinuität der Pflege sicherzustellen. Dieser Übergang ist kritisch, um unnötige Rehospitalisierungen zu vermeiden, Symptome wirksam zu behandeln und die Lebensqualität des Patienten zu verbessern. Hier erfahren Sie, wie dieser Prozess erfolgreich orchestriert werden kann :

1. Gesamtbeurteilung des Patienten :
Vor der Entlassung wird eine umfassende Beurteilung durchgeführt, um das erforderliche Maß an Pflege, den Bedarf an Ausrüstung, die benötigten Medikamente und andere Überlegungen zur Gesundheit des Patienten zu ermitteln.

2. Aufklärung des Patienten und der Familie :
Klare Informationen über die postoperative Betreuung, Medikamente, Warnzeichen und Nachsorgeverfahren werden mit dem Patienten und seiner Familie geteilt. Dadurch erhalten sie das nötige Rüstzeug, um die Situation zu Hause zu bewältigen.

3. Koordination mit der häuslichen Pflege :
Je nach den Bedürfnissen des Patienten kann ein häusliches Pflegeteam zusammengestellt werden, das Krankenpfleger, Physiotherapeuten, Ergotherapeuten usw. umfasst. Ihre Einbindung wird vor der Entlassung geplant, um einen reibungslosen Übergang zu gewährleisten.

4. Ärztliche Verschreibung und Nachsorge :
Es wird ein klarer Plan für die Medikamente erstellt, wobei die Koordination dafür sorgt, dass die Verschreibungen erfüllt und zugänglich sind. Außerdem werden Folgetermine mit dem Neurochirurgen oder anderen Spezialisten geplant.

5. Ausstattungen und Änderungen zu Hause :
Je nach den Bedürfnissen des Patienten kann eine spezielle Ausstattung (wie Pflegebetten, Rollstühle usw.) erforderlich sein. Es kann auch ratsam sein, Änderungen zu Hause vorzunehmen, um die Mobilität und Sicherheit zu erleichtern.

6. Emotionale und psychologische Unterstützung :
Erkennen Sie, dass die Entlassung zwar ein positiver Schritt ist, für den Patienten und seine Familie aber auch mit Angst verbunden sein kann. Psychologische Ressourcen oder Selbsthilfegruppen können vorgeschlagen werden.

7. Offene Kommunikationslinien :
Klare Kommunikationswege zwischen dem Patienten, der Familie, den häuslichen Pflegedienstleistern und dem medizinischen Team sind von entscheidender Bedeutung. So kann schnell auf auftretende Bedenken oder Probleme reagiert werden.

8. Regelmäßige Neubewertungen :
Es können Nachbesuche zu Hause oder Telekonsultationen anberaumt werden, um die Fortschritte des Patienten zu beurteilen und die Pflege gegebenenfalls anzupassen.

9. Einbeziehung der pflegenden Angehörigen :
Pflegende Angehörige spielen eine entscheidende Rolle in der häuslichen Pflege. Sie müssen in den Planungsprozess einbezogen werden, eine angemessene Ausbildung erhalten und ständig unterstützt werden.

10. Vollständige Dokumentation :
Alle Details zur Pflege des Patienten, zu Eingriffen und Empfehlungen müssen umfassend dokumentiert werden, um die Kontinuität der Pflege zu gewährleisten.

Die Planung der Entlassung und die Koordination mit der häuslichen Pflege erfordern einen ganzheitlichen, patientenzentrierten Ansatz, bei dem jedes Detail berücksichtigt wird, um das Wohlbefinden und die Sicherheit des Patienten zu gewährleisten.

Für einen reibungslosen Übergang sorgen für den Patienten

Der Übergang vom Krankenhaus in die häusliche Umgebung ist ein großer Schritt im Pflegeverlauf eines Patienten, insbesondere nach einem neurochirurgischen Eingriff. Diese Zeit kann von Unsicherheit und Angst geprägt sein, aber auch von der Hoffnung auf Heilung und ein besseres Leben. Ein sanfter Übergang ist daher für das Wohlbefinden des Patienten und zur Minimierung der postoperativen Risiken von entscheidender Bedeutung. Dies kann folgendermaßen erreicht werden

1. Fortlaufende Bildung :
Vor der Entlassung ist es von entscheidender Bedeutung, dem Patienten und seiner Familie detaillierte Informationen über die postoperative Versorgung, die Einnahme von Medikamenten, zu vermeidende Aktivitäten sowie Anzeichen und Symptome, die eine sofortige ärztliche Behandlung erfordern, zu geben. Ein klares Verständnis dessen, was zu erwarten ist, hilft, Ängste zu reduzieren und die Compliance zu verbessern.

2. Vorausschauende Planung :
Die Vorbereitungen für die Entlassung sollten lange vor dem eigentlichen Tag beginnen. Dazu gehört die Koordination mit den häuslichen Pflegeteams, die Beschaffung von Rezepten und medizinischen Geräten und die Erstellung eines Plans für die medizinische Nachsorge.

3. Enge Begleitung :
Die ersten Tage nach der Entlassung sind von entscheidender Bedeutung. Durch die Organisation von Hausbesuchen, Nachsorgeanrufen oder Telekonsultationen können Sie sicherstellen, dass alles gut läuft, Fragen des Patienten beantworten und sich schnell um mögliche Komplikationen kümmern.

4. Klare Kommunikationslinien :
Der Patient und seine Familie müssen wissen, an wen sie sich im Falle eines Problems wenden können. Die Bereitstellung von Notfallkontaktnummern sowie einer Liste von Anzeichen und Symptomen, die eine medizinische Intervention erfordern, ist von entscheidender Bedeutung.

5. Psychologische Unterstützung :
Der Übergang kann emotional belastend sein. Psychologische Unterstützung anzubieten, sei es in Form von Einzelberatungen oder Selbsthilfegruppen, ist ein entscheidender Schritt, um das psychische Wohlbefinden des Patienten zu gewährleisten.

6. Einbeziehung der pflegenden Angehörigen :
Angehörige, die die Rolle der pflegenden Angehörigen übernehmen, müssen geschult und unterstützt werden. Ihre Rolle ist für einen reibungslosen Übergang von entscheidender Bedeutung. Sie sollten mit den notwendigen Fähigkeiten ausgestattet sein, um dem Patienten helfen zu können, und wissen, welche Ressourcen ihnen bei Bedarf zur Verfügung stehen.

7. Rehabilitation und Physiotherapie :
Falls erforderlich, können Rehabilitations- oder Physiotherapiemaßnahmen zu Hause oder in einem spezialisierten Zentrum durchgeführt werden, um dem Patienten zu helfen, seine Selbstständigkeit wiederzuerlangen.

8. Schmerzmanagement :
Die Gewährleistung einer effektiven postoperativen Schmerzbehandlung ist für das Wohlbefinden des Patienten und seine Genesung von entscheidender Bedeutung. Dies erfordert eine gute Kommunikation zwischen dem Patienten, den Betreuern und dem medizinischen Team.

9. Soziale Reintegration :
Wenn Sie den Patienten ermutigen, seine sozialen Aktivitäten und Hobbys allmählich wieder aufzunehmen, kann dies erheblich zur emotionalen und körperlichen Genesung beitragen.

Die Sicherstellung eines reibungslosen Übergangs für den Patienten erfordert einen multidisziplinären, patientenzentrierten Ansatz. Mit einer sorgfältigen Planung, offener Kommunikation und kontinuierlicher Unterstützung ist es wahrscheinlicher, dass der Patient den Übergang als positiven Schritt in Richtung Heilung und Genesung erlebt.

Den Patienten und seine Familie aufklären über die postoperative Pflege

Nach einem neurochirurgischen Eingriff ist die postoperative Aufklärung des Patienten und seiner Familie von entscheidender Bedeutung. Ein gutes Verständnis der notwendigen Pflege und der möglichen Komplikationen kann Ängste verringern, die Genesung beschleunigen und möglichen Problemen vorbeugen.

1. Klare Erklärung des Verfahrens :
Es ist von entscheidender Bedeutung, auf das zurückzukommen, was während der Operation erreicht wurde, damit der Patient und seine Familie die Auswirkungen und Erwartungen nach der Operation vollständig verstehen.

2. Wundversorgung :
Es sollten detaillierte Anweisungen gegeben werden, wie jeder chirurgische Einschnitt zu reinigen und zu pflegen ist, einschließlich der Anzeichen einer Infektion oder anderer Komplikationen, auf die zu achten ist.

3. Körperliche Aktivitäten :
Der Patient sollte darüber informiert werden, welche Aktivitäten er vermeiden sollte, dass er sich ausruhen muss und dass er Bewegungen und Übungen allmählich wieder aufnehmen sollte.

4. Medikation :
Eine Liste der verschriebenen Medikamente, ihrer Dosierung, Häufigkeit und möglicher Nebenwirkungen sollte zur Verfügung gestellt werden. Es ist auch wichtig zu betonen, wie wichtig es ist, sich an die Medikamentendiät zu halten.

5. Ernährung und Flüssigkeitszufuhr :
Je nach Intervention können spezielle Richtlinien für die Ernährung und die Flüssigkeitsaufnahme erforderlich sein. Diese müssen klar erklärt werden.

6. Warnzeichen :
Symptome bekannt machen, die sofortige ärztliche Hilfe erfordern, z. B. hohes Fieber, starke Kopfschmerzen, Seh- oder Sprachstörungen, Schwäche oder Taubheitsgefühle usw.

7. Medizinische Betreuung :
Informieren Sie den Patienten und seine Familie über Nachsorgetermine, deren Häufigkeit und Bedeutung, um den Fortschritt zu überwachen und mögliche Komplikationen frühzeitig zu erkennen.

8. Emotionale Unterstützung :
Operationen, insbesondere neurochirurgische Eingriffe, können emotionale Auswirkungen haben. Es ist wichtig, mögliche postoperative Stimmungs- oder Schlafstörungen zu besprechen und Ressourcen oder Fachleute vorzuschlagen, die helfen können.

9. Verfügbare Ressourcen :
Stellen Sie eine Liste mit Ressourcen bereit, z. B. Notfalltelefonnummern, Patientenorganisationen oder Selbsthilfegruppen.

10. Einbeziehung der pflegenden Angehörigen :
Erziehen Sie auch diejenigen, die am meisten an der Seite des Patienten stehen werden, geben Sie ihnen klare Anweisungen und beruhigen Sie sie hinsichtlich ihrer wichtigen Rolle bei der Genesung.

11. Rehabilitation :
Sprechen Sie ggf. über die verfügbaren Optionen für Rehabilitation und Physiotherapie und ihre Bedeutung für eine vollständige Genesung.

Die postoperative Aufklärung ist ein gemeinschaftlicher Prozess. Es ist von entscheidender Bedeutung, den Patienten und seine Familie dazu zu ermutigen, Fragen zu stellen und Bedenken zu äußern. Durch klare und umfassende Informationen, Unterstützung und eine offene Kommunikation kann der Heilungsprozess erheblich erleichtert werden.

Kapitel 26 :
KARRIEREPLANUNG
UND BERUFLICHE ENTWICKLUNG

Möglichkeiten der Weiterbildung und Spezialisierung

Die Neurochirurgie ist ein Bereich, der sich ständig weiterentwickelt. Mit dem Aufkommen neuer Technologien, Techniken und Kenntnisse müssen Krankenpfleger, die in der Neurochirurgie arbeiten, ihre Fähigkeiten ständig auf den neuesten Stand bringen. Ständige Weiterbildung und Spezialisierung sind unerlässlich, um eine Pflege von höchster Qualität zu bieten und auf dem neuesten Stand zu bleiben.

1. Kurse und Workshops :
Viele Krankenhäuser, Berufsverbände und Institutionen bieten Kurse und Workshops an, die sich auf Fortschritte in der Neurochirurgie, Patientenmanagement, neue Technologien und viele andere relevante Themen konzentrieren.

2. Fortgeschrittene Abschlüsse :
Für diejenigen, die ihre Kenntnisse vertiefen möchten, gibt es Master- oder Doktorandenprogramme in Krankenpflege mit Schwerpunkt Neurowissenschaften oder chirurgische Pflege.

3. Zertifizierungen :
Das Erlangen einer Zertifizierung in einem bestimmten Bereich, z. B. neurochirurgische Pflege oder kritische Pflege, kann nicht nur die Fähigkeiten, sondern auch die berufliche Glaubwürdigkeit verbessern. Viele

Organisationen bieten Zertifizierungen an, die Ausbildungsstunden, praktische Erfahrung und das Bestehen einer Prüfung voraussetzen.

4. Seminare und Konferenzen :
Die Teilnahme an nationalen oder internationalen Konferenzen bietet nicht nur die Möglichkeit, sich über die neuesten Entwicklungen auf dem Gebiet zu informieren, sondern auch die Möglichkeit, mit anderen Fachleuten zu netzwerken und Erfahrungen und Ideen auszutauschen.

5. Veröffentlichungen und Forschung :
Fachzeitschriften zu lesen, sich an Forschungsarbeiten zu beteiligen oder sogar eigene Entdeckungen oder Fallstudien zu veröffentlichen, kann das Wissen bereichern und zur Weiterentwicklung des Fachgebiets beitragen.

6. Online-Schulungen :
Mit dem Aufschwung der Technologie sind viele Kurse und Schulungen nun online verfügbar und bieten Flexibilität und Bequemlichkeit.

7. Zusätzliche Spezialisierungen :
Je nach Interesse kann sich ein Krankenpfleger in der Neurochirurgie für eine weitere Spezialisierung in Bereichen wie Neuroonkologie, Kinderchirurgie, neurologische Rehabilitation usw. entscheiden.

8. Unterrichten und Mentoring :
Auch die Weitergabe von Wissen an die nächste Generation von Krankenpflegern oder die Tätigkeit als Mentor für weniger erfahrene Krankenpfleger kann eine Möglichkeit sein, zu lernen und einen Beitrag zum Beruf zu leisten.

9. Engagement in Vereinen :
Der Beitritt zu Berufsverbänden, die speziell für die Neurochirurgie oder die Krankenpflege im Allgemeinen

zuständig sind, kann Ausbildungsmöglichkeiten, Ressourcen, Stipendien und ein berufliches Netzwerk bieten.

10. Interdisziplinäre Zusammenarbeit :
Die enge Zusammenarbeit mit anderen Angehörigen der Gesundheitsberufe wie Neurochirurgen, Radiologen und Anästhesisten kann eine einzigartige Perspektive bieten und das Verständnis für eine ganzheitliche Pflege vertiefen.

Sich ständig weiterzubilden ist nicht nur gut für die Karriere eines Krankenpflegers, sondern auch entscheidend, um sicherzustellen, dass Patienten die sicherste, effektivste und aktuellste Pflege erhalten, die möglich ist. In der schnellen und komplexen Welt der Neurochirurgie ist das Engagement für kontinuierliches Lernen unerlässlich.

Das Gleichgewicht verwalten arbeit-persönliches leben in der neurochirurgie

Das Fachgebiet der Neurochirurgie ist anspruchsvoll, sowohl physisch als auch emotional. Als Chirurg, Krankenpfleger oder sonstiges Mitglied des medizinischen Teams sind Fachkräfte in diesem Fachbereich häufig mit angespannten Situationen, unregelmäßigen Arbeitszeiten und unvorhergesehenen Notfällen konfrontiert. Vor diesem Hintergrund ist es entscheidend, ein Gleichgewicht zwischen beruflichen Verpflichtungen und dem Privatleben zu finden, um einem Burnout vorzubeugen und eine gute psychische Gesundheit zu erhalten.

1. Planung und Organisation :
Der Schlüssel liegt darin, vorausschauend zu denken und zu planen. Die Verwendung eines Terminkalenders oder einer Planungsanwendung zur Verwaltung von Zeitplänen,

zur Festlegung von Ruhezeiten und zur Abgrenzung von Zeiten für Hobbys oder die Familie hilft, Überforderung zu vermeiden.

2. Psychische und physische Gesundheit priorisieren :
Es ist von entscheidender Bedeutung, die eigenen Grenzen zu erkennen. Die Einbeziehung von Aktivitäten wie Sport, Meditation oder sogar kreativen Hobbys kann bei der Stressbewältigung helfen. Darüber hinaus kann die Konsultation einer psychologischen Fachkraft oder eines Beraters Werkzeuge zur Verfügung stellen, um mit den komplexen Emotionen umzugehen, die mit diesem Beruf verbunden sind.

3. Regelmäßige Urlaube nehmen :
Auch wenn es schwierig erscheinen mag, sich von der Arbeit zu entfernen, kann ein Urlaub oder sogar ein Kurzurlaub helfen, neue Kraft zu schöpfen und einem Burnout vorzubeugen.

4. Grenzen setzen :
Es ist entscheidend, nein sagen zu können, wenn es nötig ist, und Grenzen zwischen Arbeit und Zuhause zu ziehen. Es zu vermeiden, die Arbeit mit nach Hause zu nehmen, und sich in der Freizeit von E-Mails oder beruflichen Anrufen abzumelden, kann helfen, dieses Gleichgewicht zu wahren.

5. Unterstützung suchen :
Gespräche mit Kollegen oder Mentoren, denen es gelungen ist, ein Gleichgewicht zu finden, können hilfreiche Einblicke und Strategien bieten. Die Unterstützung von Angehörigen kann ebenfalls dabei helfen, mit dem Druck am Arbeitsplatz umzugehen.

6. Flexibilität :
Wenn möglich, kann das Aushandeln flexibler Arbeitszeiten oder der Möglichkeit, aus der Ferne zu arbeiten, dabei

helfen, berufliche und persönliche Verpflichtungen ins Gleichgewicht zu bringen.

7. Sich weiterbilden :
Weiterbildung, nicht nur in Neurochirurgie, sondern auch in Zeitmanagement, Kommunikation und Wohlbefinden, kann Werkzeuge und Fähigkeiten vermitteln, um besser mit dem Gleichgewicht umzugehen.

8. Kultivierung von Leidenschaften außerhalb der Arbeit :
Aktivitäten oder Leidenschaften außerhalb der Neurochirurgie zu haben, kann eine Flucht aus dem Alltag und eine Möglichkeit bieten, Dampf abzulassen.

9. Regelmäßig neu bewerten :
Das Gleichgewicht zwischen Arbeit und Privatleben ist nicht statisch. Es ist entscheidend, sich die Zeit zu nehmen, regelmäßig über die eigene Situation nachzudenken, zu beurteilen, was funktioniert und was nicht, und dann entsprechend anzupassen.

10. Akzeptieren, dass Perfektion nicht immer möglich ist :
Es wird Tage geben, an denen das Gleichgewicht unerreichbar scheint. In solchen Momenten ist es wichtig, sich daran zu erinnern, dass jeder sein Bestes gibt und dass das Gleichgewicht ein fortlaufender Prozess ist.

Obwohl die Neurochirurgie ein anspruchsvoller Beruf ist, ist es möglich, ein Gleichgewicht zu finden. Dies erfordert Selbstbewusstsein, sorgfältige Planung und die Unterstützung einer Gemeinschaft, aber die Vorteile einer ausgeglichenen Karriere sind die Mühe mehr als wert.

Berufliches Netzwerk und Beteiligung an Konferenzen und Symposien

Die rasante Entwicklung in der Medizin und insbesondere in der Neurochirurgie erfordert eine ständige Aktualisierung des Wissens. In diesem Zusammenhang sind die Bedeutung des beruflichen Netzwerks und die Teilnahme an Konferenzen und Symposien von unschätzbarem Wert. Sie bieten nicht nur eine Gelegenheit zum Lernen, sondern auch zur Zusammenarbeit und zum Austausch.

1. Vorteile der beruflichen Vernetzung :
   - **Austausch von Fachwissen**: Durch Networking können Fachkräfte ihre Erfahrungen, Forschungen und Entdeckungen austauschen und so die Praxis jedes Einzelnen bereichern.
   - **Möglichkeiten der Zusammenarbeit**: Das Treffen mit anderen Experten auf dem Gebiet kann die Tür zu neuen Kooperationen in der Forschung, bei Veröffentlichungen oder klinischen Projekten öffnen.
   - **Karriereentwicklung**: Das berufliche Netzwerk kann zu Beschäftigungsmöglichkeiten, Mentoringangeboten oder akademischer Zusammenarbeit führen.
   - **Moralische und emotionale Unterstützung**: Herausforderungen und Erfolge mit Kollegen zu teilen, die die anspruchsvolle Natur des Berufs verstehen, kann eine wesentliche psychologische Unterstützung sein.
2. Der Wert von Konferenzen und Symposien :
   - **Wissensaktualisierung**: Bei diesen Veranstaltungen stellen Experten oft die neuesten Fortschritte, Operationstechniken oder Entdeckungen in der Neurochirurgie vor.
   - **Praktische Workshops**: Viele Symposien bieten Workshops an, in denen die Teilnehmer eine

praktische Ausbildung in den neuesten Techniken oder Technologien erhalten können.

- **Präsentation von Forschungsarbeiten**: Konferenzen sind oft eine Plattform, um Forschungsarbeiten zu präsentieren, Feedback zu erhalten und seinen Ruf in diesem Bereich aufzubauen.
- **Interdisziplinäre Treffen**: Bei diesen Veranstaltungen kommen häufig Experten aus verschiedenen verwandten Bereichen zusammen, wodurch ein interdisziplinärer Ansatz bei der Patientenversorgung gefördert wird.

3. Maximierung des Nutzens von Konferenzen :
- **Vorbereitung**: Vor der Teilnahme ist es sinnvoll, sich mit der Agenda vertraut zu machen, die relevanten Sitzungen auszuwählen und sich auf mögliche Fragen oder Diskussionen vorzubereiten.
- **Aktive Teilnahme**: Anstatt nur Zuschauer zu sein, maximiert aktives Engagement, wie Fragen stellen oder an Diskussionen teilnehmen, den Nutzen der Veranstaltung.
- **Networking**: Nutzen Sie Pausen und soziale Veranstaltungen, um andere Teilnehmer zu treffen und sich mit ihnen auszutauschen.
- Nachbereitung: Nach der Veranstaltung mit den getroffenen Personen in Kontakt treten und Möglichkeiten der Zusammenarbeit oder des Austauschs ausloten.

Das berufliche Netzwerk und die aktive Teilnahme an Konferenzen und Symposien sind zentrale Elemente des beruflichen Wachstums in der Neurochirurgie. Sie fördern das kontinuierliche Lernen, die Zusammenarbeit und den Fortschritt des Berufsstandes als Ganzes.

Kapitel 27 :
SICHERHEIT AM ARBEITSPLATZ UND RISIKOPRÄVENTION

Spezifische Risiken in der Neurochirurgie (Strahlung, Ergonomie, etc.)

Die Neurochirurgie als medizinische Disziplin birgt eine Reihe von spezifischen Risiken für die in ihr tätigen Fachkräfte. Diese Risiken sind der Komplexität der Eingriffe, der verwendeten Technologien und der empfindlichen Natur des Nervensystems immanent. Im Folgenden finden Sie einen Überblick über die wichtigsten Risiken, denen Neurochirurgen und das sie begleitende medizinische Team ausgesetzt sind.

1. Strahlenbelastung :
Viele Verfahren in der Neurochirurgie erfordern die Verwendung von Echtzeit-Bildgebung, wie z. B. Fluoroskopie, um den Chirurgen während des Eingriffs zu führen.
- **Risiken**: Wiederholte Strahlenbelastung kann das Risiko von Krankheiten wie Krebs sowie anderen Beschwerden erhöhen.
- **Vorbeugung**: Es ist entscheidend, die Expositionszeit zu begrenzen, Schutzschirme zu verwenden und Schutzkleidung wie Bleischürzen zu tragen.

2. Ergonomie und Muskel-Skelett-Erkrankungen :
Chirurgen verbringen viele Stunden in statischen, oft nicht ergonomischen Körperhaltungen, indem sie sich bücken oder den Hals drehen, um eine bessere Sicht auf das Operationsfeld zu haben.

- **Risiken**: Diese Körperhaltungen können zu chronischen Schmerzen, Muskel-Skelett-Erkrankungen oder langfristigen Verletzungen führen.
- **Vorbeugung**: Die Verwendung ergonomischer Unterlagen, regelmäßige Pausen zur Dehnung des Körpers und ergonomische Schulungen können helfen, diese Risiken zu minimieren.

3. Infektionsrisiken :
Trotz einer sterilen Umgebung besteht bei der Neurochirurgie ein Infektionsrisiko, sowohl für den Patienten als auch für das medizinische Personal.
- **Risiken**: Infektionen können durch Blut oder andere Körperflüssigkeiten übertragen werden.
- **Prävention**: Es ist unerlässlich, die Sterilisationsprotokolle genau zu befolgen, persönliche Schutzausrüstung zu verwenden und sich regelmäßig über bewährte Verfahren zu informieren.

4. Müdigkeit und Stress :
Die anspruchsvolle Natur der Neurochirurgie, die langen Arbeitszeiten und die entscheidende Bedeutung der zu treffenden Entscheidungen können zu geistiger und körperlicher Erschöpfung führen.
- **Risiken**: Müdigkeit kann die Konzentration gefährden, das Fehlerrisiko erhöhen und die psychische Gesundheit beeinträchtigen.
- **Vorbeugung**: Es ist wichtig, eine gute Work-Life-Balance zu haben, Pausen einzulegen und über Ressourcen zur Stressbewältigung zu verfügen.

5. Exposition gegenüber Chemikalien :
Die Verwendung von Desinfektionsmitteln, Sterilisationsmitteln und anderen chemischen Substanzen ist in der Neurochirurgie üblich.

- **GEFAHRENS**: Die Exposition kann zu allergischen Reaktionen, Reizungen oder anderen Gesundheitsproblemen führen.
- **Vorbeugung**: Es wird empfohlen, geeignete persönliche Schutzausrüstung zu verwenden, in gut belüfteten Bereichen zu arbeiten und die Empfehlungen zur Verwendung und Entsorgung der Produkte zu befolgen.

Obwohl die Neurochirurgie eine spannende und lohnende Disziplin ist, birgt sie auch spezifische Risiken. Ein Bewusstsein für diese Risiken und eine kontinuierliche Schulung in vorbeugenden Best Practices sind entscheidend, um die Sicherheit und das Wohlergehen der Angehörigen der Gesundheitsberufe zu gewährleisten.

Präventive Maßnahmen und gute Praktiken

Die Neurochirurgie mit ihrer heiklen Natur und ihren potenziellen Auswirkungen auf die Lebensqualität der Patienten erfordert ein sorgfältiges Vorgehen, um die Risiken zu minimieren. Um die Sicherheit der Patienten und des Gesundheitspersonals zu gewährleisten, sind bestimmte Präventivmaßnahmen und bewährte Verfahren unerlässlich. Hier eine Zusammenfassung der wichtigsten Maßnahmen, die Sie ergreifen sollten :

1. Sterilisation und Desinfektion :
   - **Maßnahmen**: Sicherstellung der Sterilität der chirurgischen Instrumente und des Operationsfeldes, Verwendung wirksamer Desinfektionsmittel und strikte Einhaltung der Sterilisationsprotokolle.
   - **Gute Praxis**: Das Personal wird regelmäßig in den neuesten Sterilisationstechniken geschult und die Wirksamkeit der Prozesse wird regelmäßig überprüft.

2. Schutz vor Strahlung :
- **Maßnahmen:** Begrenzen Sie die Zeit, in der Sie der Strahlung ausgesetzt sind, verwenden Sie Schutzschirme und tragen Sie bei der Verwendung von bildgebenden Verfahren Schutzausrüstung wie Bleischürzen.
- **Bewährte Praktiken:** Unterrichten Sie das Personal über die Gefahren von Strahlung und stellen Sie sicher, dass die Bildgebungsgeräte regelmäßig gewartet und kalibriert werden.

3. Ergonomie im Operationssaal :
- **Maßnahmen:** Investieren Sie in ergonomische Ausrüstung wie verstellbare Tische und Stühle und ermutigen Sie Chirurgen, während der Operation eine korrekte Körperhaltung einzunehmen.
- **Gute Praxis:** Führen Sie Workshops zum Thema Ergonomie durch und ermutigen Sie die Mitarbeiter, Pausen einzulegen, um den Körper zu strecken.

4. Vermeidung von Infektionen :
- **Maßnahmen:** Verwenden Sie persönliche Schutzausrüstung wie Handschuhe, Masken und Kittel und halten Sie sich strikt an die Hygieneprotokolle.
- **Bewährte Praktiken:** Bieten Sie fortlaufende Schulungen zu Hygienetechniken an und überwachen Sie regelmäßig die Krankenhausinfektionsraten.

5. Umgang mit Stress und Müdigkeit :
- **Maßnahmen:** Förderung eines gesunden Gleichgewichts zwischen Arbeit und Privatleben, Bereitstellung von psychologischer Unterstützung für die Mitarbeiter und Förderung angemessener Arbeitszeiten.
- **Gute Praxis:** Führen Sie Sensibilisierungssitzungen zum Thema Stressbewältigung durch und bieten Sie Wellness-Programme an.

6. Weiterbildung :
- **Maßnahmen**: Förderung der Weiterbildung, damit das Personal auf dem neuesten Stand der Techniken, Forschungen und Protokolle in der Neurochirurgie bleibt.
- **Gute Praxis**: Bieten Sie Möglichkeiten zur Teilnahme an Konferenzen, Workshops und Seminaren und fördern Sie den Erfahrungsaustausch zwischen Fachkräften.

7. Review der Vorfälle :
- **Maßnahmen**: Ein Meldesystem für Vorfälle einrichten, um Fehler oder Komplikationen zu analysieren und daraus zu lernen.
- **Gute Praxis**: Halten Sie Überprüfungssitzungen ab, in denen Vorfälle ohne Wertung besprochen werden, um die tieferen Ursachen zu verstehen und ein erneutes Auftreten zu verhindern.

Durch die Anwendung dieser vorbeugenden Maßnahmen und bewährten Verfahren kann die Neurochirurgie weitere Fortschritte machen und gleichzeitig die Sicherheit der Patienten und der beteiligten Fachkräfte gewährleisten.

Interventionsprotokolle bei einem Vorfall

In der Neurochirurgie ist angesichts der Sensibilität und Komplexität des Fachgebiets die Erstellung von Protokollen für den Fall eines Zwischenfalls von entscheidender Bedeutung, um die Sicherheit und das Wohlergehen der Patienten zu gewährleisten. Hier ein Überblick über die allgemeinen Schritte, die in einem solchen Protokoll enthalten sein könnten:

1. Ersteinschätzung :
- **Identifizieren Sie die Art und Schwere des Vorfalls**: Handelt es sich um eine Blutung, eine

unbeabsichtigte Nervenverletzung, ein Problem mit der Ausrüstung oder etwas anderes?
- **Den Patienten stabilisieren**: Sicherstellen, dass die lebenswichtigen Funktionen des Patienten stabil sind, einschließlich Atmung, Kreislauf und Bewusstseinszustand.

2. Kommunikation :
- **Team informieren**: Stellen Sie sicher, dass alle Mitglieder des Operationsteams über den Vorfall und die laufenden Korrekturmaßnahmen informiert sind.
- **Benachrichtigen Sie den Abteilungsleiter oder Vorgesetzten**: Dadurch erhalten Sie zusätzliche Unterstützung oder Ratschläge für den Umgang mit dem Vorfall.

3. Sofortige Intervention :
- **Stoppen Sie die Ursache des Problems**: Versuchen Sie z. B. bei einer Blutung, die Blutung unter Kontrolle zu bringen.
- **Verletzung beheben**: Wenn möglich, alle verursachten Verletzungen oder Schäden sofort beheben.
- **Dokumentieren Sie den Vorfall**: Es ist entscheidend, genau zu dokumentieren, was passiert ist, welche Maßnahmen ergriffen wurden und ob sich der Zustand des Patienten verändert hat.

4. Management nach einem Unfall :
- **Patient überwachen**: Eine genaue Überwachung des Patienten ist wichtig, um mögliche Komplikationen oder Nebenwirkungen zu erkennen, die sich aus dem Vorfall ergeben.
- **Familie informieren**: Die Familie des Patienten sollte, soweit möglich, auf ehrliche und transparente Weise auf dem Laufenden gehalten werden.
- **Analyse des Vorfalls**: Es ist wichtig, die eigentliche Ursache des Vorfalls zu verstehen, um Wiederholungen zu vermeiden.

5. Bewertung und Verbesserung :
- **Debriefing-Meetings**: Treffen Sie das Team, um den Vorfall zu besprechen, die gelernten Lektionen zu ermitteln und Maßnahmen festzulegen, um eine Wiederholung zu verhindern.
- **Aktualisierung der Protokolle**: Je nach Art des Vorfalls kann es notwendig sein, die aktuellen Protokolle zu überprüfen und anzupassen.
- **Schulung und Sensibilisierung**: Führen Sie Schulungen durch, um bewährte Praktiken zu stärken und künftige Vorfälle zu verhindern.

6. Unterstützung :
- **Psychologische Unterstützung für das Team**: Vorfälle können emotionale Auswirkungen auf das Team haben. Es ist wichtig, ihnen bei Bedarf psychologische Unterstützung anzubieten.
- **Unterstützung für den Patienten und seine Familie**: Sie benötigen möglicherweise psychologische Unterstützung oder zusätzliche Informationen, um mit den Folgen des Vorfalls umgehen zu können.

Es ist wichtig zu betonen, dass diese allgemeinen Schritte spezifisch an die jeweilige Einrichtung und die Art des Vorfalls angepasst werden müssen. Vorbereitung, Weiterbildung und regelmäßige Überprüfung der Protokolle sind entscheidend, um bei einem neurochirurgischen Zwischenfall wirksam reagieren zu können.

Kapitel 28 :
WEITERBILDUNG
UND ZUKUNFTSAUSSICHTEN

Bedeutung der Aktualisierung Fähigkeiten und Kenntnisse

Die ständige Aktualisierung der Fähigkeiten und Kenntnisse ist im medizinischen Bereich von grundlegender Bedeutung, insbesondere in der Neurochirurgie, einem Fachgebiet, das sich mit dem Aufkommen neuer Techniken, Technologien und Forschungsarbeiten rasch weiterentwickelt. Hier sind einige Gründe, die die Bedeutung dieser Aktualisierung unterstreichen :

- **Rasche Entwicklung von Technologie und Techniken:** Die Medizintechnik, insbesondere im Bereich der Neurochirurgie, entwickelt sich rasant weiter. Neue Geräte, neue Operationsmethoden und weniger invasive Verfahren werden ständig weiterentwickelt. Um die bestmögliche Versorgung zu bieten, müssen die Angehörigen der Gesundheitsberufe bei diesen Innovationen auf dem neuesten Stand sein.
- **Verbesserung der Patientensicherheit :** Aktuelles Wissen hilft, medizinische Fehler zu vermeiden, mögliche Komplikationen besser vorherzusehen und bewährte Verfahren anzuwenden, um die Sicherheit des Patienten zu gewährleisten.
- **Steigerung der Effektivität der Pflege:** Aktuelle Fähigkeiten können die Genesungszeit verkürzen, postoperative Schmerzen minimieren und die langfristigen Ergebnisse für die Patienten verbessern.

- **Berufsstandards und Vorschriften :** Medizinische Regulierungsbehörden legen häufig Standards fest, die eine ständige Weiterbildung erfordern. Die Nichteinhaltung dieser Standards kann rechtliche oder berufliche Konsequenzen haben.
- **Berufliche Konkurrenz:** In einer wettbewerbsorientierten medizinischen Welt kann es von großem Vorteil sein, auf dem neuesten Stand zu sein, sei es für die Anerkennung durch Kollegen, das berufliche Fortkommen oder die Anziehung von Patienten.
- **Vertrauen der Patienten :** Die Patienten sind dank des Zugangs zu Informationen über das Internet immer besser informiert. Eine Fachkraft, die auf dem neuesten Stand ist, stärkt das Vertrauen des Patienten in seine Fähigkeiten und in die Qualität der Versorgung, die er erhält.
- **Geistige Anregung und berufliche Zufriedenheit:** Kontinuierliches Lernen kann motivierend wirken und es Berufstätigen ermöglichen, leidenschaftlich und engagiert bei ihrer Arbeit zu bleiben.
- **Interdisziplinäre Zusammenarbeit:** Mit der Weiterentwicklung des Wissens können die Grenzen zwischen den verschiedenen medizinischen Fachgebieten manchmal verschwimmen. Regelmäßige Aktualisierungen ermöglichen eine bessere Zusammenarbeit und ein gegenseitiges Verständnis zwischen den Fachrichtungen.
- **Burnout-Prävention:** Das Gefühl, zu stagnieren oder überfordert zu **sein,** kann zu Burnout beitragen. Weiterbildung kann Erneuerung, eine neue Perspektive und ein Gefühl der Erfüllung bieten.
- **Berufsethik: Letztendlich** liegt es in der ethischen Verantwortung jedes Angehörigen der Gesundheitsberufe, dafür zu sorgen, dass er oder sie die bestmögliche Versorgung bietet. Dies kann nur

durch eine Verpflichtung zum lebenslangen Lernen erreicht werden.

Die Aktualisierung von Fähigkeiten und Kenntnissen ist daher nicht nur wünschenswert, sondern zwingend erforderlich. Sie gewährleistet, dass Gesundheitsfachkräfte eine qualitativ hochwertige Versorgung anbieten, sich an die wechselnden Herausforderungen im medizinischen Bereich anpassen und eine erfüllende und erfolgreiche Karriere verfolgen können.

Technologische Fortschritte und ihre Auswirkungen auf die Krankenpflegerpraxis in der Neurochirurgie

Der technologische Fortschritt hat die Welt der Medizin und insbesondere den Bereich der Neurochirurgie revolutioniert. Dies hatte unweigerlich tiefgreifende Auswirkungen auf die Praxis des Krankenpflegers. Hier eine Erkundung dieser Auswirkungen :

- **Fortgeschrittene Bildgebung:** Die Einführung modernster Bildgebungstechnologien wie funktionelle MRT, Traktographie und Neuronavigation hat eine genauere Darstellung des Gehirns ermöglicht. Für den Krankenpfleger bedeutet dies eine bessere präoperative Vorbereitung, eine genauere Überwachung während des Eingriffs und eine verbesserte postoperative Beurteilung.
- **Robotik und Computerunterstützung:** Computergesteuerte Operationsroboter bieten bei bestimmten Eingriffen eine bisher unerreichte Präzision. Krankenpfleger müssen nun eng mit diesen Technologien zusammenarbeiten, für ihren

reibungslosen Betrieb sorgen und in ihrer Anwendung geschult werden.

- **Telemedizin:** Digitale Plattformen ermöglichen nun die Fernüberwachung von Patienten, virtuelle Konsultationen und Online-Nachsorgeuntersuchungen. Dies hat die Art und Weise verändert, wie Krankenpfleger mit Patienten und anderen Angehörigen des Gesundheitswesens interagieren.

- **Anwendungen und vernetzte Gegenstände:** Intelligente Uhren, Apps zur Symptomverfolgung und andere Geräte können helfen, den neurologischen Zustand der Patienten zu überwachen. Krankenpfleger sollten darin geschult werden, diese Hilfsmittel zu nutzen, sie in den Pflegeplan zu integrieren und die Daten zu interpretieren.

- **Systeme zur elektronischen Verwaltung von Patientenakten :** Diese Systeme ermöglichen eine bessere Koordination der Pflege, eine genauere Dokumentation und einen schnelleren Zugriff auf entscheidende Informationen. Krankenpfleger müssen nun mit diesen Technologien vertraut sein.

- Virtual-Reality-Training**:** Die virtuelle **Realität** bietet nun immersive Lernplattformen, auf denen Krankenpfleger in einer kontrollierten Umgebung den Umgang mit komplexen Situationen üben können.

- **3D-Druck:** Wird der 3D-Druck zur Erstellung von Modellen des Gehirns oder der Wirbelsäule verwendet, kann er Ärzteteams bei der Planung komplexer Eingriffe helfen. Krankenpfleger können diese Modelle verwenden, um Patienten Verfahren zu erklären oder sich auf bestimmte Eingriffe vorzubereiten.

- **Neue medizinische Geräte:** Der technologische Fortschritt hat zur Einführung von anspruchsvolleren medizinischen Geräten zur Überwachung und Behandlung geführt.

Krankenpfleger müssen in deren Gebrauch und Wartung sowie in der Früherkennung von Fehlfunktionen geschult werden.

- **Biomarker und Genomik:** Fortschritte in der Biomarker- und Genomikforschung könnten eine personalisierte Behandlung von Patienten ermöglichen. Krankenpfleger müssen diese Konzepte und ihre Bedeutung für die Behandlung verstehen.
- **Erweiterte Warnsysteme:** Integrierte Geräte können nun Veränderungen im Zustand eines Patienten frühzeitig erkennen und das Pflegepersonal alarmieren. Krankenpfleger müssen auf diese Warnungen reagieren und entsprechend handeln.

Die Auswirkungen der technologischen Fortschritte auf die neurochirurgische Krankenpflegerpraxis sind tiefgreifend. Sie bieten wertvolle Instrumente zur Verbesserung der Patientenversorgung, erfordern aber auch eine kontinuierliche Weiterbildung, Anpassungsfähigkeit und regelmäßige Aktualisierung der Fähigkeiten. Diese Innovationen sind zwar vielversprechend, erlegen dem Krankenpfleger aber auch eine größere Verantwortung auf, um ihren optimalen Einsatz im Dienste der Patienten zu gewährleisten.

Aufbau einer erfüllenden Karriere: Spezialisierungen und Möglichkeiten Wachstum

Der Aufbau einer erfüllenden Karriere im medizinischen Bereich und insbesondere für Krankenpfleger erfordert sowohl eine langfristige Vision als auch Anpassungsfähigkeit an die ständigen Veränderungen im Gesundheitssektor. Im Folgenden wird erläutert, wie eine Fachkraft die Strukturierung ihrer Karriere ins Auge fassen kann, wobei sie sich auf Spezialisierungen und Wachstumsmöglichkeiten konzentrieren sollte :

1. Grundbildung und Erstausbildung :
   - Alles beginnt mit einer soliden Grundausbildung. Ein Diplom als Krankenpfleger ist der erste Schritt, aber die Reise ist damit noch nicht zu Ende.
   - Die klinischen Praktika während der Ausbildung sind entscheidend, um zu verstehen, wo die Leidenschaft des zukünftigen Krankenpflegers liegt, sei es in der Pädiatrie, auf der Intensivstation, in der Neurochirurgie oder in einem anderen Bereich.
2. Erste Stelle und klinische Erfahrung :
   - Die ersten Jahre der Berufsausübung sind von entscheidender Bedeutung. Sie bieten die Möglichkeit, praktische Erfahrungen zu sammeln, sich mit dem Arbeitsrhythmus vertraut zu machen und die Nuancen der Rolle des Krankenpflegers zu verstehen.
   - Es ist wichtig, offen für das Lernen zu bleiben, sich Rat bei erfahreneren Kollegen zu holen und an Fortbildungen teilzunehmen.
3. Spezialisierungen :
   - Sobald ein Krankenpfleger einige Erfahrung gesammelt hat, kann er erwägen, sich auf ein bestimmtes Gebiet zu spezialisieren. Dies kann Spezialisierungen wie Anästhesiepfleger, praktischer Krankenpfleger oder Krankenpfleger für Intensivpflege umfassen, um nur einige zu nennen.
   - Das Erlangen einer Zertifizierung in einem Fachgebiet kann die Beschäftigungsaussichten verbessern, das Gehaltspotenzial erhöhen und Möglichkeiten in hochmodernen Bereichen der Medizin eröffnen.
4. Fortgeschrittene Bildung :
   - Der Erwerb eines Hochschulabschlusses wie eines Master- oder Doktortitels in Krankenpflegewissenschaft kann viele Türen öffnen. Dies kann zu Rollen in den Bereichen Führung,

Ausbildung, Forschung oder fortgeschrittene Praxis führen.

- Dieser Schritt kann auch den Einstieg in verwandte Bereiche wie Krankenhausverwaltung, Gesundheitspolitik oder öffentliche Gesundheit ermöglichen.

5. Führungsrollen :
- Mit zunehmender Erfahrung und Ausbildung kommt die Gelegenheit, Führungsrollen zu übernehmen. Diese Rollen können die Leitung eines Teams von Krankenpflegern, die Überwachung der Abläufe auf einer Station oder einer Abteilung oder sogar die Leitung einer Gesundheitseinrichtung umfassen.
- Führungsqualitäten können durch spezielle Schulungen, Seminare und Workshops gestärkt werden.

6. Berufliche Einbindung :
- Die Teilnahme an Berufsorganisationen, die Teilnahme an Konferenzen, die Veröffentlichung von Artikeln oder die Durchführung von Forschungsarbeiten sind alles Möglichkeiten, um auf dem neuesten Stand zu bleiben und sein berufliches Netzwerk zu erweitern.
- Dies kann auch zu Möglichkeiten der Beratung, des Unterrichtens oder des öffentlichen Redens führen.

7. Mentoring :
- Nach dem Sammeln bedeutender Erfahrungen kann es sehr lohnend sein, Mentor für junge Krankenpfleger zu werden. Sein Wissen weiterzugeben und anderen beim Wachstum zu helfen, ist eine wertvolle Möglichkeit, dem Beruf etwas zurückzugeben.

8. Work-Life-Balance :
- Im Laufe der beruflichen Entwicklung ist es von entscheidender Bedeutung, das Gleichgewicht zwischen Arbeit und Privatleben im Auge zu behalten. Auf die geistige und körperliche Gesundheit zu achten, Zeit mit der Familie und Freunden zu verbringen und Leidenschaften außerhalb der Arbeit

nachzugehen, sind entscheidend für eine nachhaltige und erfüllende Karriere.

9. Vorbereitung auf den Ruhestand :

- Da das Ende der beruflichen Laufbahn immer näher rückt, ist es klug, mit der Planung des Ruhestands zu beginnen. Dies kann finanzielle Überlegungen beinhalten, aber auch Überlegungen darüber, wie man seine Zeit im Ruhestand verbringen möchte, sei es durch Reisen, ehrenamtliche Arbeit oder die Verfolgung anderer Leidenschaften.

Der Aufbau einer erfüllenden Karriere als Krankenpfleger erfordert Planung, kontinuierliche Weiterbildung, gezielte Spezialisierung und Anpassungsfähigkeit an die Veränderungen und Herausforderungen des Gesundheitswesens. Jeder Schritt bietet seine eigenen Belohnungen und Herausforderungen, und es ist von entscheidender Bedeutung, eine langfristige Perspektive einzunehmen und gleichzeitig die Reise in jedem Schritt zu genießen.

Kapitel 29 :
SCHLUSSFOLGERUNGEN
UND ÜBERLEGUNGEN

Der Leidensweg des Krankenpflegers in der Neurochirurgie: Leidenschaft, Herausforderung und Hingabe

Der Weg des Krankenpflegers in der Neurochirurgie ist eine Reise voller Hindernisse, die sowohl technisches Fachwissen als auch emotionale Belastbarkeit und Entschlossenheit erfordert. Dieser Weg ist zwar beschwerlich, aber geprägt von einer brennenden Leidenschaft für die Medizin, einem unerschütterlichen Willen, Herausforderungen zu meistern, und einer tiefen Hingabe an die Patienten.

Leidenschaft ist das erste Feuer, das diese Gesundheitsfachkräfte antreibt. Von den ersten Tagen ihrer Ausbildung an sind sie von der Komplexität des Gehirns gefesselt, diesem architektonischen Wunderwerk, das die Geheimnisse des Bewusstseins, des Gedächtnisses und der Persönlichkeit birgt. Sie sind fasziniert von der Fähigkeit der Neurochirurgie, direkt in dieses Organ einzugreifen, Leben zu verbessern oder sogar zu retten. Diese Leidenschaft ist die treibende Kraft, die sie dazu bringt, sich stundenlang in Studien, Praktiken und Simulationen zu vertiefen, mit den technologischen Fortschritten Schritt zu halten und immer danach zu streben, ihre Fähigkeiten zu verbessern.

Die Herausforderungen hingegen sind konstant. Jeder Patient ist ein Einzelfall, mit seiner eigenen Geschichte, seinen eigenen Ängsten und Hoffnungen. Der

Krankenpfleger muss nicht nur eine Reihe von technischen Fertigkeiten beherrschen, sondern auch emotionale Intelligenz entwickeln, um mit den stressigsten und unsichersten Momenten umgehen zu können. Es kann zu Komplikationen kommen, Entscheidungen müssen schnell getroffen werden, und jede Handlung oder Untätigkeit kann dauerhafte Folgen haben.

Aber es ist die Hingabe an die Patienten, die im Mittelpunkt dieses Berufs steht. Der Krankenpfleger in der Neurochirurgie ist nicht nur der Garant für die Sicherheit des Patienten während eines Eingriffs, er ist auch das beruhigende Gesicht beim Aufwachen, die besänftigende Stimme in Momenten des Zweifels und die unerschütterliche Unterstützung im Heilungsprozess. Diese Hingabe erstreckt sich weit über den Operationssaal hinaus: Sie umfasst die präoperativen Konsultationen, die postoperative Versorgung und die langfristige Unterstützung.

Die Reise des Krankenpflegers in der Neurochirurgie ist nicht einfach eine Karriere. Sie ist eine Berufung, eine Mission. Sie wird geprägt von einer unerschütterlichen Leidenschaft für Entdeckung und Dienst, von der Entschlossenheit, jede Herausforderung zu meistern, und von einer unübertroffenen Hingabe an die Menschen, die ihnen anvertraut sind. In diesem heiklen Tanz zwischen Wissenschaft und Menschlichkeit tritt der Krankenpfleger für Neurochirurgie als eine wichtige Säule hervor, die die Fäden der Kompetenz, des Mitgefühls und des Mutes zusammenwebt.

Zusätzliche Ressourcen um sein Wissen zu vertiefen

Um Ihr Wissen über Neurochirurgie zu vertiefen, finden Sie hier einige empfohlene Ressourcen, die besonders für Krankenpfleger sowie für alle anderen Personen, die sich für dieses Gebiet interessieren, nützlich sein können:

- Bücher und Lehrbücher :
    - **"Greenberg's Handbook of Neurosurgery"**: Ein umfassendes Handbuch, das eine Vielzahl von Themen der Neurochirurgie abdeckt.
    - **"Neurology for the Non-Neurologist"**: Ein Leitfaden für diejenigen, die die Grundlagen der Neurologie und die chirurgischen Auswirkungen verstehen wollen.
- Fachzeitschriften :
    - Journal of Neurosurgery (JNS)
    - Neurosurgery
    - World Neurosurgery
    - Diese Zeitschriften enthalten Forschungsartikel, Fallstudien und andere aktuelle wissenschaftliche Beiträge in diesem Bereich.
- Verbände und Organisationen :
    - World Federation of Neurosurgical Societies (WFNS)
    - American Association of Neurological Surgeons (AANS)
    - European Association of Neurosurgical Societies (EANS)
    - Diese Verbände bieten Ressourcen, Schulungen, Konferenzen und Networking-Möglichkeiten für Fachkräfte in diesem Bereich.

- Online-Trainings und Webinare :
  - **Coursera, Udemy, EdX**: Viele Universitäten und Institutionen bieten kostenlose oder kostenpflichtige Online-Kurse in Neurologie und Neurochirurgie an.
  - **AANS-Webinare**: Für regelmäßige Updates zu Fortschritten und aktuellen Praktiken.
- Digitale Anwendungen und Werkzeuge :
  - **Touch Surgery**: Eine Anwendung zur Simulation von chirurgischen Eingriffen, mit der die Nutzer chirurgische Verfahren üben und visualisieren können.
  - **NeuroMind**: Eine Anwendung, die klinische Scores, anatomische Leitfäden und andere Werkzeuge für Fachkräfte in der Neurochirurgie bietet.
- Podcasts :
  - **Neurosurgery Podcast**: Behandelt eine Vielzahl von Themen aus dem Bereich der Neurochirurgie, von Diskussionen über die neuesten Forschungsergebnisse bis hin zu Interviews mit Experten auf diesem Gebiet.
- Foren und Diskussionsgruppen :
  - **Neurosurgery Hub**: Ein Forum, in dem Fachleute Fragen stellen, Erfahrungen austauschen und die neuesten Entwicklungen diskutieren können.
- Konferenzen und Symposien :
- Die Teilnahme an Fachkonferenzen ist eine hervorragende Möglichkeit, sich über die neuesten Forschungsergebnisse zu informieren, sich mit anderen Fachleuten auszutauschen und an praktischen Workshops teilzunehmen.
- Forschungszentren und Fachkrankenhäuser :
  - Besuche oder Zusammenarbeit mit renommierten Einrichtungen wie der **Mayo Clinic**, **Johns Hopkins** oder anderen

führenden neurochirurgischen Zentren, um das Fachwissen zu vertiefen.

Hier ist eine Liste relevanter Ressourcen, um ihr Wissen zu vertiefen:

- Bücher und Lehrbücher :
    - **"Neurochirurgie"** von Guillaume Lot und Emmanuel Mandonnet: Ein wichtiges Lehrbuch für Studenten und Fachleute der Neurochirurgie.
    - **"Atlas der Neurochirurgie"**: Ein visueller Leitfaden, der die gängigen Verfahren und Techniken detailliert beschreibt.
- Fachzeitschriften :
    - **Neurochirurgie**: Die offizielle Zeitschrift der Französischen Gesellschaft für Neurochirurgie, in der Forschungsartikel, Rezensionen und Fallstudien veröffentlicht werden.
    - **Journal of Neuroradiology**: Fokus auf Neuroradiologie, aber relevant für diejenigen in der Neurochirurgie.
- Verbände und Organisationen :
    - **Société Française de Neurochirurgie (SFNC)**: Die Organisation bietet Ressourcen, Schulungen, Konferenzen und Networking-Möglichkeiten für Fachleute auf diesem Gebiet in Frankreich.
    - **Association des Neurochirurgiens de Langue Française (ANLF)**: Fördert den Austausch zwischen französischsprachigen Neurochirurgen.
- Online-Trainings und Webinare :
    - **Université Numérique Francophone Mondiale (UNFM)**: Bietet kostenlose Online-Kurse zu verschiedenen medizinischen Themen, darunter auch Neurochirurgie.

- **SFNC-Webinare**: Regelmäßige Aktualisierungen zu Fortschritten und aktuellen Best Practices.
- Foren und Diskussionsgruppen :
  - Einige allgemeine medizinische Foren, wie z. B. **Remede.org,** haben eigene Bereiche für Neurochirurgie, in denen sich Fachleute austauschen können.
- Konferenzen und Symposien :
  - Die SFNC und andere ähnliche Organisationen organisieren regelmäßig Fachkonferenzen und Workshops in Frankreich und anderen französischsprachigen Ländern.

- Forschungszentren und Fachkrankenhäuser :
  - Einrichtungen wie das **Pitié-Salpêtrière** in Paris, das **CHU in Bordeaux u. a.** sind renommierte Zentren für Neurochirurgie und bieten häufig spezielle Schulungen, Workshops und Forschungsarbeiten an.
- Podcasts und Medien :
- So dass deutschsprachige Neurochirurgie-Podcasts möglicherweise seltener sind, ist es immer eine gute Idee, Plattformen wie Spotify oder Apple Podcasts regelmäßig auf französischsprachige medizinische Sendungen zu überprüfen, die verwandte Themen behandeln könnten.

Es ist immer empfehlenswert, die Relevanz und Glaubwürdigkeit von Ressourcen zu überprüfen, insbesondere wenn es sich um medizinische Informationen handelt. Die Teilnahme an professionellen Netzwerken, Verbänden oder akademischen Einrichtungen kann ebenfalls dabei helfen, die besten verfügbaren Ressourcen zu identifizieren und auf sie zuzugreifen.

Inspiration für die nächste Generation von engagierten Krankenpflegern

Der Beruf des Krankenpflegers ist eine einzigartige Mischung aus Wissenschaft, Kunst, Hingabe und Leidenschaft. An jedem Wendepunkt der Geschichte haben engagierte Krankenpfleger unauslöschliche Spuren hinterlassen, indem sie auf die Bedürfnisse von Kranken eingingen, Familien in Not unterstützten und die Gesundheitspolitik auf der ganzen Welt gestalteten. Heute, angesichts einer sich schnell verändernden Gesellschaft und beispielloser medizinischer Herausforderungen, ist es von entscheidender Bedeutung, die nächste Generation engagierter Krankenpfleger zu inspirieren.

Stellen Sie sich einen jungen Erwachsenen vor, der vielleicht unsicher ist, wohin er gehen soll, aber den angeborenen Wunsch besitzt, anderen zu helfen. Wie kann man ihm die Schönheit, die Komplexität und die tiefe Befriedigung zeigen, die der Beruf des Krankenpflegers mit sich bringen kann? Alles beginnt damit, Geschichten zu erzählen - Geschichten von Patienten, deren Leben sich durch die Aufmerksamkeit und Fürsorge eines Krankenpflegers verändert hat, oder Geschichten von Krankenpflegern selbst, die Stürmen getrotzt haben, um lebensrettende Pflege zu leisten.

Auch die Bildungseinrichtungen spielen eine wichtige Rolle. Sie müssen die Studierenden nicht nur mit den notwendigen technischen Fähigkeiten ausstatten, sondern auch den Funken der Empathie, den Drang, den Menschen in all seinen Facetten zu verstehen, nähren. Die Lehrpläne müssen die sich verändernde Realität der medizinischen Welt widerspiegeln und gleichzeitig das humanistische Wesen des Berufs bewahren.

Es ist auch wichtig, mit Stereotypen zu brechen. Der Krankenpfleger ist nicht nur eine Hilfsfigur im Schatten der Ärzte. Sie ist ein vollwertiger Gesundheitsfachmann, der zu klinischen Urteilen, Forschung und Innovation fähig ist. Lassen Sie uns Beispiele von führenden Krankenpflegern, Forschern und Unternehmern hervorheben, die die Grenzen dessen, was es bedeutet, Krankenpfleger zu sein, erweitern.

Und natürlich ist es von grundlegender Bedeutung, Möglichkeiten zu bieten. Praktika, Mentorenprogramme, internationale Austauschprogramme - jede Erfahrung ist ein Fenster in die weite Welt der Krankenpflege. Diese Gelegenheiten ermöglichen es jungen angehenden Krankenpflegern, die vielen Facetten und Spezialisierungen des Berufs zu sehen, von Neurochirurgie über Palliativmedizin bis hin zu Onkologieforschung und öffentlicher Gesundheit.

Und schließlich: Um zu inspirieren, muss man unterstützen. Der Beruf des Krankenpflegers ist anspruchsvoll, sowohl körperlich als auch emotional. Daher ist es unerlässlich, Unterstützungsstrukturen zu schaffen, sei es durch Gesprächsgruppen, Fortbildungen oder Möglichkeiten zur beruflichen Weiterentwicklung.

Die nächste Generation engagierter Krankenpfleger zu inspirieren, ist wie ein lebendiges Bild davon zu malen, was es heute bedeutet, Krankenpfleger zu sein: eine Mischung aus Wissenschaft und Menschlichkeit, Herausforderungen und Auszeichnungen, Geschichte und Innovation. Es ist ein Aufruf an alle, die ein offenes Herz und den Willen haben, einen positiven Wandel in der Welt herbeizuführen, ein Patient nach dem anderen.

www.ingramcontent.com/pod-product-compliance
Lightning Source LLC
Chambersburg PA
CBHW072150290526

45794CB00004B/1470

9 7 9 8 8 6 9 6 4 0 8 5 7